斷食3天，讓好菌增加的

護腸救命全書

專業腸胃醫師的「3步驟排毒法」，
7天有感，3週見效，找回你的腸道免疫力！

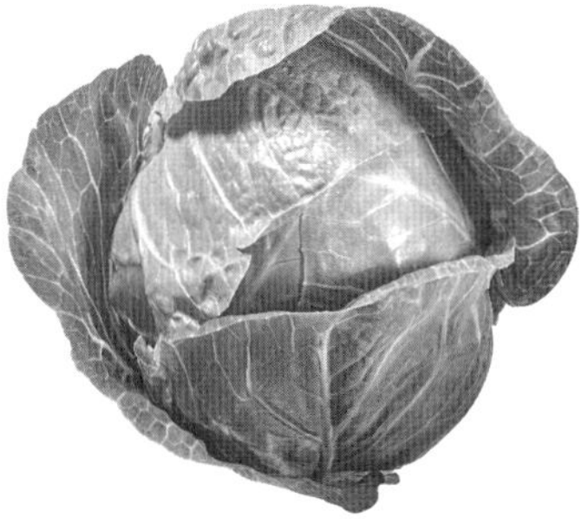

장 건강하면 심플하게 산다

李松珠 —— 著 陳品芳 —— 譯

目次

Chapter 1 惱人的小病痛，是身體發出的警訊！

Chapter

2 常感冒、憂鬱，原來是腸道出問題了！

Chapter

3 這些疾病，都和腸道有關！

Chapter
4
進行腸道修復計畫前，要注意這些事！

Chapter 5

Step❶ 以水和膳食纖維，徹底清潔腸道

Chapter 6

Step❷ 增加益菌，減少壞菌

Chapter 7

Step ❸ 透過良好習慣，維持腸道健康

・作者序・

只要三週，改善你的腸道！

「身體很不舒服，但去醫院檢查卻什麼問題也沒有，真是要瘋了！」

意外的，很多人有如同上述的煩惱，這種人大多處於症狀還沒變成疾病，但要是再置之不理，很快會演變成疾病的狀態。身體明明不舒服，但檢查結果卻正常，家人及朋友都覺得你可能得了怪病，或認為你只是無病呻吟。

雖然不全然是這樣，但很多有如此狀況的人，都是因為「腸道」有問題。許多人為腸道問題所苦，卻不知道問題的原因，接受檢查之後才驚訝地發現，原來問題是源於「腸道」。包括異位性皮膚炎、過敏、肥胖、高血壓、糖尿病、關節痛，甚至是肌肉痛等看似和腸道無關的疾病，其實也大多是因腸道問題而起。

尤其是自體免疫疾病或是過敏性疾病，更是與腸道息息相關。事實上這類型的人之中，確實也有很多人在改善腸道問題後找回健康。

曾經因嚴重過敏而罹患社交恐懼症的患者，也因為改善腸道健康後，過敏明顯好轉；因為肩頸僵硬而進行針灸，或接受物理治療的患者，也因為改善腸道而不再疼痛，問題逐漸好轉。

一直以來，我們都以為腸道只是單純的消化及吸收器官，但隨著現代醫學的發展，發現許多與腸道有關且超乎想像的祕密。腸道不僅掌管消化、吸收，更是主掌免疫和解毒的器官，維持生命與身體活動所需的各種代謝，也都是由腸道來主導。此外，被稱為「幸福荷爾蒙」的血清素，也大多是由腸道分泌。

腸道不僅會影響生理健康，對精神健康也會產生很大的作用，但現代人的臟器卻比以前要脆弱很多。因為吃得太多，所以腸道缺乏好好休息、再充電的時間，再加上我們每天吃的食物含有太多毒素，使問題更加棘手。

環境受到汙染，食物本身也含有毒素，而食物加工的過程為了增添美味而放入的食品添加物，實際上也是毒素的一種。為了撫慰日常疲憊而享用酒精及香菸，也會為腸道帶來致命傷害。

▼重整腸道後，疾病就會改善

腸道健康時，即使毒素進入體內也能很快被排出，或是由免疫細胞將毒素隔絕、清除。但如果每天都有毒素進入腸道，無論腸道再怎麼健康，都不可能維持太久。毒素的攻擊使得應該厚實的黏膜受損、鬆弛，腸道內的害菌比益菌更多，最後使腸內環境越來越不健康，進而導致消化、吸收功能變差，免疫力與解毒能力也下降，身體進入越來越虛弱的惡性循環中。

腸道一旦受損就很難恢復，如果希望腸道完全復元，那就要好好診斷當前的狀況，並且改善長期以來荼毒腸道的錯誤生活與飲食習慣。腸道健康不是選擇題，如果希望活得健康，一定要從守護腸道做起。

一般來說，要恢復腸道健康至少要花費三週的時間，要讓受損的腸道重新啟動，變成像全新的一樣，則需要三個月。因為受損的細胞要完全被新細胞替代，需要三個月的時間。但只要花費三週，腸道就會有顯著的改善，那些讓你不舒服的症狀會消失，即使治療也不見效的疾病，也會有好轉的趨勢。

若想恢復受損的腸道，必須按順序進行，首先要清潔因毒素而疲憊不堪的腸道，這是整個過程中最重要的事。**若腸道中殘留著許多壞菌與毒素，那無論供給再好的營養、吃進再多益菌都沒用。**壞菌、病毒與害菌反而會吸收部分的營養，進而使腸道的受損更嚴重。

當腸道乾淨後，就必須補充足夠的益菌，我們甚至可以說益菌左右了腸道健康。毒素過多時害菌的繁殖速度會加快，但在腸道乾淨的狀態下，只要持續食用一星期的益菌，就能看到明顯改善。

光是清潔腸道、增加益菌，就能讓腸道變健康。但如果希望更有效恢復腸道機能，就需要供應足夠的營養，讓腸道變得更強壯，並且調整那些對腸道有害的生活及飲食習慣。

當你對腸道付出關心與努力，它就會以健康來回報。在短暫的三週內，要用來好好回顧、反省自己過去對腸道的忽視，要更專注地了解過去被自己疏忽的腸道狀況，打造良好的環境，付出更多倍的努力。

為期三週的「腸道修復計畫」是為了讓現在開始想愛護腸道、讓腸道更健康的人所設計的，本書中也將詳細介紹這個計畫的內容。盡可能以簡單易懂的方式讓每位讀者了解，省去了不必要的過程，將可以帶來最大成效的方法系統化。

完成腸道修復計畫之後，你一定會感受到自己身體的改變。只要充實地度過三週，腸道就會養成好習慣，便得以維持健康。

腸道是健康的核心，腸道健康，身心就會健康，生活也會有所改變。很多人雖然關心健康，但卻忽視最重要的腸道保健。希望透過這本書，可以讓大家了解腸道的重要性。從現在開始加入恢復、維持腸道健康的行列吧！

Chapter

1

惱人的小病痛，
是身體發出的警訊！

症狀，其實是身體在求救！

每個人面對身體發出訊號的反應都不一樣，有些人對微弱訊號也會很敏感，但也有即使身體發出強烈訊號，仍不為所動的人。我便是屬於後者。一方面是因為本來就比較會忍，另一方面也是因為學習醫科，比起症狀更相信客觀數據的緣故，所以即使有症狀，只要檢查結果正常，就覺得沒什麼大問題。

但現在我的想法不同了。相較於檢查結果，我更重視身體發出的訊號，也就是更看重「症狀」。即使檢查結果仍在正常範圍內，但只要症狀持續不斷，就表示身體處在不健康的情況下，如果置之不理，最後就會變成疾病，而這也是我透過親身經歷所獲得的慘痛教訓。

我在生完孩子後，體重一度直線上升。當然，懷孕之前我的身材也不算苗條，但也不算胖。因為肌肉比較多，所以比一般人認為的標準體型要稍微再豐滿些，但屬於不會太瘦、也不太胖，看起來很勻稱的身材。

懷孕之後體重開始增加，但我覺得這沒什麼，當時覺得畢竟懷著孩子，體重會增加也很正常。我原本就很貪吃，所以就打著要給孩子足夠營養的名號，面對自己喜愛的食物總是毫不猶豫地吞下肚。就這樣過了十個月，我的體重足足增加了二十公斤。

生產前我還覺得只要生完孩子，很快就會回到原本的體重，但令人意外的是，即使我已經把懷胎十月的孩子送到這個世界上了，體重卻只有減少五公斤。一個月、兩個月、三個月過去了，我的體重再也沒有減少，不知不覺我的身材成了連在自己眼裡都覺得肥胖的樣子。

即使體重突然增加，我也沒有太過擔憂。雖然沒有合適的衣服能穿，但又不想出門去買，所以就隨意拿父親的衣服來穿，但變胖其實也不是什麼病啊！雖然大家都知道肥胖是導致代謝症候群等各種成人病的原因，但當時我並不認為肥胖就是一種疾病。

不過我也不是完全沒有症狀，或許是因為變胖的關係，我只要一動就覺得很累，經常感到疲倦，睡醒之後還是很沒精神，但我仍然無視這些問題。對忙碌的現代人來說，「慢性疲勞」簡直就是無法擺脫的宿命，不是嗎？從還是實習醫師、住院醫師時開始，就已經習慣慢性疲勞的我，更不覺得這種疲倦有多嚴重。

▼肚子痛、疲勞等，代表身體出現異常

我就這麼忽視身體的改變，渾渾噩噩地過著日子。某天，一位四十多歲的女性因為嚴重疲勞感而來就診。她說不管怎麼睡都覺得很累，吃得不多但身體卻很腫，體重也持續增加，懷疑是甲狀腺炎。如果要檢驗是否為甲狀腺炎，就必須做抽血和超音波檢查。抽完血並做超音波檢查後，我們發現她的甲狀腺形狀很奇怪。健康的甲狀腺看起來應該是漂亮的蝴蝶形，但如果發炎使甲狀腺的細胞遭到破壞，那甲狀腺的形狀就會變得凹凸不平，甚至肥大。即使不看血液檢驗結果，光靠超

音波結果就可以知道，她確實是甲狀腺有問題。

現在回想起來，我真的很訝異自己當時會做出那樣的行為。或許是因為我想讓患者看看健康的甲狀腺是什麼樣子吧！我對患者說明，從超音波掃描影像來看，她的甲狀腺形狀不太正常，然後邊說：「請看，通常是這樣的。」就把超音波的機器對著我的脖子。我當時一心相信我的甲狀腺很正常、健康，所以便毫不猶豫地這麼做了。但我的甲狀腺形狀也很奇怪，凹凹凸凸、看起來很不清楚，和患者的甲狀腺很像，當時我很慌張。

我邊看邊說：「咦？怎麼會這樣？」甚至忘記患者就在我身旁，便開始檢查自己的甲狀腺。經過幾次仔細的超音波檢查後，結果還是一樣，這時我才終於意識到自己的甲狀腺不正常，便做了抽血檢查。結果讓我大受打擊，我同時罹患甲狀腺功能低下和高血脂。我一邊看著檢查報告，一邊反省自己雖然身為醫師，卻完全忽視自己的健康。「甲狀腺功能低下」就是我突然變胖的原因，但我卻認為是嘴饞所致，真的是太慚愧了。

經過這件事之後，我開始重新看待「身體」發出的訊號。人體有自我防衛的力量，無論是出於什麼原因，身體只要感到異常就會發送訊號。吃到不對的食物就會以腹痛、消化不良等方式來表達，承受壓力時就會以頭痛、肌肉僵硬等方式，呈現「身體狀態不佳」的模樣。身體發出的訊號多到無法在此一一列舉。

人體很誠實，沒有任何問題時，不會隨便發送訊號。但即便如此，仍有許多人忽視身體發出的訊號。當然，人體有自我治癒的能力，即使無視這些訊號，身體也會漸漸恢復到原本穩定、健康的狀態。**但無論訊號再小，只要持續、反覆出現，就絕對不是正常的情形。**

偶爾感到疲勞無妨，但如果總是覺得身體很沉重、很累，那就是健康的警訊了。偶爾腹瀉但很快就康復，那就不必想得太嚴重，但如果持續腹瀉，便很有可能是腸道出問題。從結論來說，無論是什麼方式，只要身體發出訊號，就表示身體處在一種不健康的狀態。雖然身體還沒到生病的程度，但如果持續無視這些訊號，就可能發展成疾病。我將這樣的狀態稱為「未病」，或是「亞健康」。

身體的改變也是一種訊號，以常識來看，變胖這件事其實就是「吃太多，必須要小心」的訊號。而變瘦則是「吃得比需求熱量少，必須要多吃些」的訊號。人很少會沒來由地變瘦或變胖，肥胖和體重過輕都可以看成是一種亞健康狀態。

▼越是忍耐症狀，身體越容易反撲

回想起來，其實我很幸運。如果在為甲狀腺炎患者做超音波檢查時，沒有拿機器去照自己的甲狀腺，我就會繼續承受慢性疲勞，安慰自己「胖不是一種病」也說不定。

當時身體發出的訊號不是只有肥胖和慢性疲勞。生產之前我的腳本來就比較腫，而生完孩子後則腫得更嚴重。浮腫也是一個不能忽視的訊號，但因為我的腳本來就容易浮腫，所以我不覺得這有什麼。對身體發出的訊號不夠敏感，真的是一件非常危險的事。有時候反而會希望訊號可以強烈到難以忍受，這樣一來人才會到醫院就診。雖然讓人在意，但還可以忍耐的訊號若持續置之不理，就會慢慢習慣它的存在。時間拖得越久，就會越容易忘記健康的狀態，甚至誤以為自己的身體原本就是這個樣子。

熟悉警訊的身體，更容易受到疾病的侵襲。因為身體只是熟悉警訊，但發出警訊的原因還留在體內沒有解決。現在才開始注意也無妨，請不要錯失身體發出的訊號，再小的訊號也不行。

當身體發出訊號時，就應該檢視問題所在、原因，這樣才能防止小問題演變成大疾病。

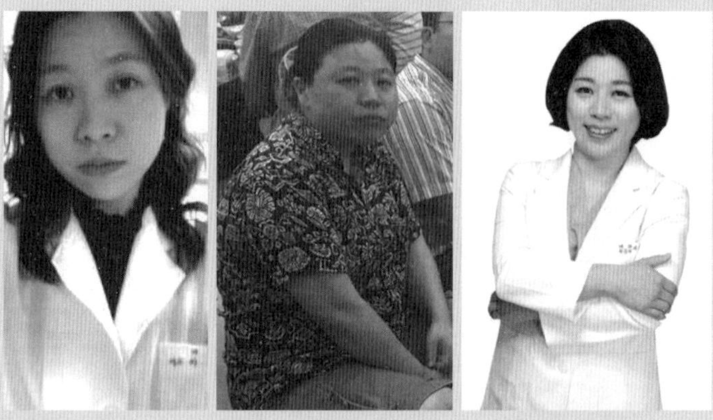

生產前（左）和生產後亞健康的狀態（中），以及現在的樣子（右）。

每十人中，高達九人都不健康！

有句話說「預防就是最好的治療」，我非常同意。近來醫學越來越發達，即使生病也有很多方法能夠治療，但治療要花費的努力與時間都比預防更多，「預防勝於治療」說的就是這個意思。幸好現在國家已經提供補助，讓大家不用花大錢也能定期接受健康檢查，了解自己基本的健康狀況。除了韓國國民健康保險署提供的檢查之外，也有很多人開始自費接受更精密的健康檢查。（編按：台灣則是由國民健康署負責，提供四十歲至六十四歲的民眾，每三年一次免費健康檢查。此外，坊間也有許多自費的健康檢查，供民眾選擇。）

就算沒有不舒服，我們也希望大家可以了解自己的健康狀況，因為「健康檢查是預防的第一步」，但卻有很多人做完健康檢查後，以自己的方式來解讀這份健檢報告。

「我是正常B，這算是健康吧？」韓國的國民健康保險署的健檢報告中，將健康狀況大致分為正常A、正常B、有患病疑慮、罹患疾病等四個等級。其中「正常B」是指雖然還沒有生病，但若繼續這樣置之不理，就可能會生病的狀態。換句話說就是處在不算健康，但也沒有生病的「亞健康」狀態，但大部分的人還是會把「正常B」當成是「正常」。（編按：台灣的健檢報告中，也會詳細列出檢查結果及就診建議，提供民眾做進一步就醫的參考。）

以血糖為例，不滿一〇〇mg/dL是正常A，一〇〇至一二五mg/dL是正常B，從一二六mg/dL開始則有糖尿病的疑慮。通常超過一二六mg/dL，就應該考慮是否要服藥控制，但在正常B的階段卻不需要吃藥。不過只是不吃藥而已，還是得跟糖尿病患者一樣做飲食控制、運動。基於某些原因，這群人已經處在胰島素不足的狀態，如果不警覺些並努力改善，便非常可能演變成糖尿病。

但不管我們怎麼呼籲「正常B」其實並不正常，還是很多人充耳不聞。他們或許覺得，就算不管也不會演變成糖尿病。至少這幾年內，最長可以維持十年不發展成糖尿病，這樣一來即使一開始保持警覺多加注意，也會在不知不覺間慢慢鬆懈。

▼輕忽檢查數字，最終會變成疾病

有些人每年都會做健康檢查。我遇過一位三十多接近四十歲的男性，他的家族有糖尿病病史，因此他會特別留意自己的血糖數值。每次檢查時，血糖數值都是一〇三 mg/dL、一〇五 mg/dL、一〇七 mg/dL，落在正常 B 的範圍內。

一般來說，血糖要在一〇〇 mg/dL 以下才算是安全。這位患者的血糖雖然超過一〇〇 mg/dL，但幾年來都沒有太大的變動，所以好像可以放心，更何況，前幾年發現血糖超過一〇〇 mg/dL 時，便開始飲食控制、運動，但從某天開始便不忌口，疏於運動。最後血糖超過一一〇 mg/dL，隔年則上升到一二〇 mg/dL。但如果這時候他能開始認真改善健康，就不會發展成糖尿病了。不過，他無法克制多年來鬆懈而養成的口腹之欲，飲食控制失敗使血糖持續上升，最後到接近糖尿病的程度，現在只好服用糖尿病藥物來控制血糖。

正常B並不是正常，而是處在健康與生病間的階段，嚴格來說是「接近生病」的狀態。當然，就算被判定是正常B，只要努力還是可能恢復到「正常A」，即沒有生病的健康狀態。但太多數的人都不了解正常B代表的意思，最後身體不但沒有恢復健康，反而開始慢慢地走向生病一途。

根據韓國國民健康保險署發布的「二〇一六年健康檢查統計年報」，我們可以得知處在亞健康狀態（正常B）的人比預期的還多。根據年報內容，在二〇一六年一般健康檢查檢驗中，獲得正常A的人只有七・四%。而沒有生病，但卻需要健康管理、預防疾病的正常B卻高達三四・六%。而有生病疑慮的人占三七・二%，已經生病的人則占二〇・八%。這個結果真的很讓人驚訝，每十人當中真正健康的人不到一個，三至四個人處於亞健康狀態，剩下的六個人都已經進入生病階段，幾乎可以說，所有韓國人都是病患。

你要從正常B恢復到正常A，還是要讓自己生病呢？這取決於你的個人意志。了解正常B並不是正常，並努力幫助自己恢復健康，是非常重要的一點。光是對正常B有正確的認識，就能為你帶來好的改變了。

盲目相信檢查結果，是延誤就醫的主因！

因為身體不適而去醫院接受檢查，結果是「正常」。很多人會想，也許是因為只做了一般的檢查才得到這樣的結果，於是又接受更精密的檢查，但結果還是一樣，這真的很讓人混亂。接受了所有可以稱作「檢查」的檢查，卻找不到異常的地方，身體還是很不舒服。一開始擔心你的家人及朋友，可能會覺得你得了怪病，再不然就是覺得你在裝病。

我在醫院看診時，也常遇到被周遭親友說得了怪病的患者，不久前就有一位五十多歲的男性患者前來求診。

「我的膀胱很不舒服，真的很難過，只要可以讓膀胱恢復健康，我願意做任何事情。」一光聽患者的話，就能充分感受到這件事讓他有多不舒服。不分時間地點的尿意，會讓他隨時都得到洗手間報到，真的讓人很難受。膀胱感覺隨時都脹滿著，有時還會產生令人不適的悶痛感，來自各方面的不適真的令人很無奈。

但不知道是怎麼回事，檢查結果卻沒有任何異常。除了腎臟跟膀胱檢查，連前列腺等能做的檢查都做了，卻還是找不到原因。檢查結果雖然沒問題，但因為患者還是有一些症狀，因此醫師還是開了一些藥讓他服用。從神經安定劑到消炎藥，該吃的都吃過了，但症狀卻絲毫沒有改善，最後這位患者抱著死馬當活馬醫的心情來我們醫院求診。

另外還有一位四十多歲快五十歲的女性患者也遭遇類似的問題，幾年前開始她就一直容易覺得疲倦，沒有食慾也吃不多，但體重卻一直增加。她原本不太怕冷，但不知道從什麼時候開始，身體會發抖、覺得冷，其實這些都是甲狀腺功能低下時會出現的典型症狀。

「其實來這間醫院前，我已經先去其他醫院檢查了。院方雖然懷疑是甲狀腺功能低下，但血液檢查結果卻很正常。」患者因為身體疲憊而痛苦，但院方卻說沒有任何異常就讓她回家，實在是有些不近人情。有一段時間患者甚至懷疑自己可能是精神上的不安所致，所以一直安慰自己「是正常的，沒有任何問題」，但卻一點用也沒有。

▼比起檢查結果，症狀更重要

為什麼檢查結果雖然正常，但身體卻還是很不舒服呢？可能的原因非常多。通常檢查結果正常，但卻一直有症狀出現，就會被診斷為「神經性」疾病。這個意思就是說身體雖然沒有任何異常，但卻因為太過敏感或壓力太大，所以導致精神太過疲憊而出現這類的症狀。確實也有很多人在服用精神安定劑之後，情況就漸漸好轉。

但即使症狀是出自無法透過檢查得知的心理問題，我們也不能就這樣置之不理。很多人都認為「神經性疾病等同於怪病」，但我們不能因為檢查結果正常，就無條件將「神經性」與「怪病」畫上等號。**「症狀」應該先於檢查結果**。即使做了很多檢查，但卻沒有發現任何異常，而懷疑是神經性疾病，但只要有症狀，就代表身體確實出現了某種型態的問題。至少是處在「還沒生病，但也不算健康」的狀態，也就是我們前文所說的「亞健康」。

近年來，為了更進一步了解透過一般檢查無法得知的亞健康問題，開始有越來越多人會做更精密的檢查。最具代表性的包括有機酸檢測、慢性食物過敏原檢驗、腸道內菌種檢驗等。透過這些檢查，可以找出一般檢查無法得知的各式身體問題。而確實也有很多人透過這樣的檢查，擺脫罹患怪病的汙名，而關於檢查的介紹，後文會有詳細的說明，再請各位讀者參考。

▼標準值只能當作參考，每個人的狀況都不同

檢查結果雖然正常卻仍有症狀時，還有一些需要考慮的事情，那就是在一般檢查當中的正常數值，其實只是一個所謂的「平均值」而已。**每個人天生的遺傳因**

素和最佳的健康條件，其實都存在著一定的差異。舉例來說，相同的食物有些人吃了會沒辦法消化、拉肚子，相同的酒有些人喝了會醉，但有些人卻會像完全都沒喝般正常。

每個人可承受的標準值其實都不同，但因為沒辦法掌握所有人的標準值，所以只能以長時間、從一大群人身上蒐集來的數值當作平均參考標準。但這樣一來，就會出現即使檢查結果正常，但依然有類似疾病的症狀發生。

以這位四十多歲的女性患者來說，症狀毫無疑問是甲狀腺功能低下，但血液檢驗結果卻正常，表示平均的正常數值很可能和她的個人數值並不相符。通常我們會用T3、FT4、TSH荷爾蒙的數值來判斷甲狀腺健康與否。T3、FT4是甲狀腺荷爾蒙，而TSH則是刺激甲狀腺，即分泌甲狀腺荷爾蒙的荷爾蒙。T3要在〇・八至二 ng/ml、FT4是四・八至十二・七 mg/dl，TSH則是要在〇・二七至四・二 mIU/ml 才算正常。但這位患者的TSH僅僅只有四・一，落在偏低的範圍內，T3與FT4正常，且是落在中間的穩定正常數值。

不過典型的甲狀腺低下症狀卻持續不斷，從這點來看，雖然這位患者的TSH數值正常，但卻很有可能無法分泌足夠的甲狀腺荷爾蒙，以致身體無法正常運作。

血壓也是一樣。一般正常血壓是一二〇／八〇mmHg，但有些人的血壓雖然高於這個數值，還是可以過著健康的生活，有些人的血壓雖然低於正常值，但卻為腦中風、心肌梗塞等高血壓合併症狀所苦。當然，除了血壓之外，還有很多其他因素會引發心血管疾病，但至少我們可以合理推測，並不是所有人的正常血壓都一定是一二〇／八〇mmHg。

一般的檢查結果只是最低標準而已。檢查結果雖然正常，但折磨身心的症狀卻持續不斷，那就不能盲目地相信檢查結果。光是有「症狀」出現，就表示你的身體已經脫離健康，進入亞健康的狀態，需要努力恢復健康。

腫瘤是在告訴我們，該注意健康了！

不久前，我認識的一對居住在美國的夫妻回到韓國。美國的醫療費用出了名的昂貴，檢查費用也很高，如果想定期接受健康檢查，會帶來很大的經濟壓力。所以不少人會特地為了做健康檢查回國，一方面可以探望好久沒見的親戚，還能接受健康檢查，可說是趟一石二鳥的旅行。

這對夫妻雖然不是為了健康檢查回國，但也在親友建議下接受了健檢。做檢查時他們並不擔心，先生的肚子雖然有點大，但體重還在標準範圍內，整體來說感覺是健康的。血液檢驗結果也很不錯，所有的數值都在正常範圍內。但超音波與內視鏡的檢查結果，卻相當令人意外。先生的胃和大腸裡有許多瘜肉，甲狀腺和心臟也有水泡。

身上的腫瘤多到幾乎可以說，他全身上下都有腫瘤。在我說明先生的身上到處都是腫瘤後，他們才注意到這件事。很多人一發現自己身上有腫瘤，通常會擔心腫瘤是否為健康問題所致，但其實很少人身上是完全沒有腫瘤。當然，像這位先生一樣內臟裡有腫瘤的情況並不常見，但根據統計資料，接受綜合健康檢查的人，有八〇％都會發現超過一個以上的腫瘤，腫瘤幾乎每個人身上都會有。

一開始因為腫瘤而擔心的人，只要聽到醫師說：「不是只有他身上會長，每個人身上都可能會有。」就會比較安心。而且良性腫瘤和癌症引發的惡性腫瘤不同，在尺寸比較小時不會有什麼症狀，也不會危害到生命。所以醫院通常都會安慰患者，表示良性腫瘤無礙，好讓患者放心。

當然，並不是所有的良性腫瘤都沒關係。良性腫瘤中，部分會製造分泌物、產生分泌腺的腺瘤，就有可能演變成癌症。除了腺瘤，包括胰臟、膽囊、骨頭、荷爾蒙腺體等地方長出的瘤，也都不能輕忽。胰臟或膽囊長出的瘤，很難只透過檢查判斷是良性還是惡性，骨頭或荷爾蒙腺體長出的瘤即使是良性，也可能會引發嚴重的問題。除了這幾種情況外，大部分的良性腫瘤都不會有任何症狀，也不會對健康有害。

但身上長了腫瘤真的不會有任何問題嗎？我們沒辦法斷言說一定是這樣。因為即使腫瘤不會立即危害健康，沒有發展成惡性腫瘤的可能性，但身體某個地方長了瘤，還是需要小心。長瘤的原因目前雖然尚未有結果，**但「腫瘤」確實是在告訴我們，身體目前並不是處在最佳的健康狀態。**

▼高脂、高油食物，是長瘜肉的主因

很多人做完大腸內視鏡之後，會發現大腸裡面長了腫瘤，我們稱為「瘜肉」，通常在做大腸內視鏡時，會順便把小的瘜肉清除。大腸瘜肉大多都是大腸黏膜上的上皮細胞突起增生而成，和腺體組織產生的腺瘤不一樣，不太可能會發展成癌症，但基本上還是應該要清除。如果透過組織檢驗發現腺瘤，就必須要在更短的時間內進行追蹤檢查。但有時候會在數年後再做大腸內視鏡檢驗時，再度發現瘜肉。明明就已經清除瘜肉卻又再長出來，那就表示長出瘜肉的原因依然存在。

大腸會長瘜肉的原因很複雜，通常是遺傳和環境因素交互影響而產生。環境因素主要跟「飲食習慣」有關，尤其是高脂肪飲食與酒會帶來最大的影響。得知朋友的先生長了很多腫瘤之後，她婆婆便語帶責備地問她：「妳到底都給老公吃些什麼啊？」因為婆婆有「家人的飲食起居都必須由女人來打理」的傳統觀念，所以才會這樣質問我的朋友。雖然婆婆的觀念並不妥當，但似乎也點出了先生長瘜肉的原因。

朋友的先生到美國生活之後，便徹底改變了飲食。主要食用油膩的肉類等高脂食物，因為工作忙碌，也經常以薯條、漢堡等速食果腹，在外也經常喝酒。幾年下來，大腸被這些高脂食物影響，再加上酒精的刺激，便長出了瘜肉。

即使切除瘜肉，但若不改善飲食習慣，瘜肉當然會再復發。如果能放棄以高脂飲食為主的歐美飲食習慣，改吃低脂及富含膳食纖維的食物，就可以減少瘜肉，或在切除後減少其生長的機率。雖然還沒確定成因究竟是什麼，但也有很多人認為可能是壓力或吸菸造成的。

高脂飲食、壓力、酒精、吸菸等都是腫瘤的成因，同時也是危害健康的主要因素。因此，如果這些危害健康的因素成了腫瘤的成因，那就可看成是健康亮紅燈的警訊。雖然還沒發展成疾病，但已經是處在亞健康狀態，這一點大家必須要有自覺。

良性腫瘤只需定期追蹤、觀察就好。雖然我們確實是要持續觀察腫瘤是否繼續變大，或發展成惡性腫瘤，但不能只做追蹤而已。應該要回顧自己的生活作息，想想是否有讓自己長腫瘤的習慣？是否喜歡吃麵粉做的食物、高脂及高熱量食物？或是生活壓力太大等，並努力矯正這些錯誤的飲食及生活習慣。

「只要改變飲食和生活習慣，腫瘤就會消失嗎？」這是不少人的疑問。如果腫瘤是因遺傳所致，那當然沒有辦法，但環境因素只要努力就能解決。尤其是大腸，應該要盡量避免高脂食物，多喝水、多吃富含膳食纖維的食物，以清潔腸道，光是這樣就能有很大的改變。確實也有很多例子告訴我們，**只要補充能清潔腸道，**

及維持腸道健康所需的營養，即使不切除瘜肉，它也會自動消失或變小。

腫瘤（良性腫瘤）等同於是亞健康的產物，也是過去不愛惜身體的證據。如果知道體內長腫瘤，就要盡快開始改善生活，了解過去連自己也不知道的問題，並努力解決，這就是從亞健康回到健康的第一步。

「肥胖」造成的問題，遠超乎想像

「為了減肥而開始節食，卻只覺得很沒精神，完全沒有變瘦，我決定還是盡量吃想吃的食物，反正也沒有生病嘛！」這是大部分人的想法。肥胖者大多喜歡吃美食，食量也不小，如此一來就容易變胖，即使想減肥，也常因為無法戰勝食物的誘惑而失敗。我也曾經胖到「高度肥胖」的範圍內，好不容易才瘦下來，所以非常能理解減肥失敗者的心情。

減肥失敗幾次後，有些人會選擇放棄減肥，想要盡情吃想吃的食物、每天與美食相伴。如果只是看起來胖胖的，但健康沒有任何問題，那就這樣活下去也無妨。不過問題在於，肥胖本身就是一種亞健康。雖然沒有明確的症狀，但很多人變胖後會開始覺得疲憊、身體常不舒服。長期維持在發胖的狀態下，有些人會漸漸習慣這樣的狀況，感受不到身體不適，但其實很大一部分的人，會因為不知名的疼痛與不適所苦。

這不只是心情問題而已，實際上，**人一旦變胖，就會分泌較多發炎物質，使身體容易疲憊、關節承受過多壓力，全身都會痠痛或疼痛**。但是這些強度較微弱、模糊的症狀，不像急性發炎般會發燒、嚴重疼痛，所以很多人不會懷疑「肥胖」本身就是不舒服的原因。

並不是所有的發炎都不好。身體如果要生病，或是有壞菌、病毒入侵時，為了清除這些物質，免疫系統會啟動並展開戰鬥。無論是敵軍還是我軍，只要出現死傷就會發炎。這種在保護身體的過程中所產生的發炎症狀是必要的，我們稱作「急性發炎」。這跟慢性發炎不同，慢性發炎的炎症強度非常低，若沒有排出體外，長期堆積在體內，便會成為癌症等各種疾病的成因。根據首爾大學醫院的研究，慢性發炎數值較高的人，在癌症發生率上，男性是三八％，女性則是二九％，男性死亡率為六一％，女性為二四％。

▼越胖的人，體內的發炎物質越多

引發慢性發炎的原因很多，其中「肥胖」最不容忽視。因大量內臟脂肪導致的腹部肥胖，與慢性發炎可說是有著一體兩面的密切關係。脂肪細胞的伸縮能力非常好，一旦攝取過多脂肪，脂肪細胞就會變大，可變成正常脂肪細胞的數倍大。脂肪細胞中如果含有太多脂肪，就會分泌許多引發慢性發炎的荷爾蒙與物質。

一旦脂肪變多，就會分泌一種叫「細胞激素」的發炎物質。原本細胞激素是在體外的細菌或病毒入侵體內時，為呼喚免疫細胞來跟這些細菌和病毒作戰，而分泌的訊息傳導物質。因為細胞激素的訊號而聚集的免疫細胞，又會再分泌新的細胞激素，其中，便含有「促發炎細胞激素」。因為細胞激素過度分泌，那些沒有被用來動員免疫細胞的細胞激素，就會在血液中流竄導致發炎，可說是發炎的誘導物。

此外，脂肪細胞分泌的抵抗素（Resistin）也和發炎有關。抵抗素主要是在攝取大量高熱量食物時會分泌的荷爾蒙，根據最近的研究結果顯示，當抵抗素與CAPI蛋白質結合時，就會產生許多發炎細胞。「荷爾蒙瘦蛋白」可抑制食慾也會促進發炎反應。和苗條的人相比，肥胖者血液中的瘦蛋白指數高上許多。這是因為吃太多，身體為了降低食慾便大量分泌瘦蛋白的緣故。如此一來，就會像胰島素抗性一樣，產生即使瘦蛋白的數值升高，身體也不會有反應的瘦蛋白抗性，無法發揮正常功能的瘦蛋白，反而會促進發炎反應。

「慢性發炎」也會造成胰島素抗性。胰島素的任務是將血液中的葡萄糖送到細胞中，但如果處在慢性發炎的狀態，即使分泌胰島素也無法發揮正常功能，葡萄糖便無法進入需要能量的細胞中。這麼一來，葡萄糖就會大量殘留在血液中，而為了處理這些葡萄糖，就會分泌更多胰島素。若持續這樣的情況，分泌胰島素的胰臟便會承受太大的壓力，進而引發糖尿病。

脂肪細胞分泌的物質，大部分具有兩種特性。這些物質原本是用來促進身體代謝、維持平衡的功能，但只要變胖、體脂肪升高，這些物質便無法發揮原本的功用，進而導致身體進入慢性發炎的狀態。

在慢性發炎的狀態下，脂肪細胞分泌的物質無法發揮正常功能，反而會促進肥胖。即使肥胖影響健康，是引發糖尿病等慢性疾病的原因，但肥胖人口還是越來越多。根據國民健康營養調查報告顯示，二〇一六年時，三十歲以上的肥胖者患病率，男性為四三・三%，女性為三〇%。單看男性就能發現，每兩人中便有一人有肥胖問題。

觀察二〇〇五年到二〇一六年的曲線，就會發現肥胖人口在二〇一二年之前都還沒有大幅的變動，但自二〇一四年之

急性發炎 & 慢性發炎的差異性

類型	急性發炎	慢性發炎
原因	細菌、病毒	肥胖、壓力、懸浮微粒、吸菸、攝取食品添加物等原因
症狀	浮腫、發熱、疼痛等	發病前不會有太明顯的症狀。會出現慢性疲勞、消化不良、憂鬱感等亞健康的代表症狀
範圍	特定部位	全身
CRP 發炎指數	會迅速增加到超過 10mg/L	1 ～ 10mg/L

後，就有比較大幅度的成長。尤其男性受肥胖問題所苦的比例要比女性高出許多。為了健康，各位都需要抱持著一定的警戒心，維持適當的體重。

各年度肥胖盛行率的變化

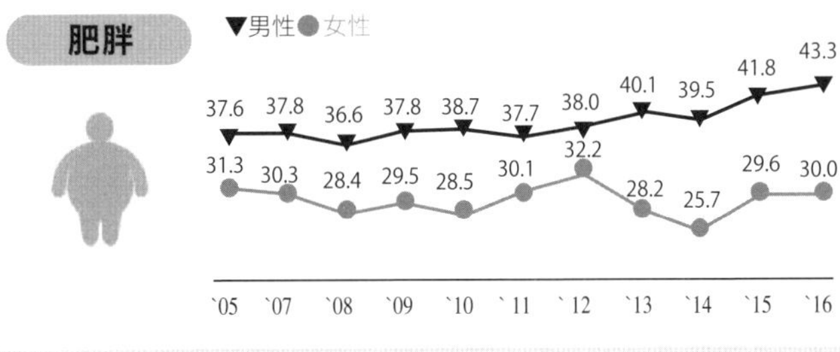

以身體質量指數（BMI）25以上，年齡30歲以上為準
※出處：國民健康營養調查（2016年）

一張表格，快速測出你的健康指數！

應該沒有人每天都能維持在最佳狀態，每個人應該都有困擾自己的身體狀況，只是程度輕重的差異而已。即使健康檢查時沒發現特別的問題，但若那些令你感到不適的問題持續出現，就該懷疑自己是否處在「亞健康」狀態。

亞健康狀態下，每個人會遇到的症狀可能都不同。無論符合的症狀有多少，如果你經常出現下列症狀，很有可能已處於亞健康的狀態了。

□常感冒，得一次感冒就不太容易好

□總是覺得很累，早上起不來

□容易頭痛

□關節或肌肉會痛、很僵硬

□總是覺得肚子很脹，消化不太好
□肚子脹氣嚴重
□容易腹瀉或便祕
□放屁時很臭
□有過敏性皮膚炎或鼻炎
□很常長青春痘、粉刺
□容易掉髮
□體重過重，或有肥胖問題，怎麼努力都很難瘦
□身體容易浮腫，且不易消腫
□雖然很累，但晚上不好睡，且無法睡得很沉
□容易感到憤怒，不太能控制情緒
□沒來由地體重直線下降

觀察身體處於亞健康狀態時的主要症狀可發現，大多都和消化道或免疫力有關。這是因為亞健康確實與「免疫力」有緊密的關聯，而免疫力幾乎可說是取決於「腸道是否健康」。我們身體的免疫細胞中，約有七〇%聚集在腸道，**只要腸道不健康，免疫力自然會下降。**

Chapter

2

常感冒、憂鬱，原來是腸道出問題了！

容易感冒，是因為腸道不健康？

我有一個很容易感冒的後輩，他外表看起來不會很虛弱，且身體也還算健康，但就是很容易感冒。換季時他一定會感冒，好幾次是因為他又感冒，我們才發現原來已經換季了。他只要感冒就很不容易好，就算吃藥也至少要花一星期的時間才能康復，嚴重時，甚至整個月都在生病。有一次還因為咳嗽咳太久，懷疑可能是肺部出問題，甚至還去照 X 光，但幸好檢查結果很正常。

這幾年我們都忙著過彼此的生活，幾乎沒有聯絡，最近才好不容易見了一次面。我們聊了很多事情，我問他：「最近還是很容易感冒嗎？」他的答案是「對」。「你會不會覺得消化不良，或是容易拉肚子、便祕啊？」我問。「消化還算正常，但倒是經常拉肚子。怎麼了？」他反問我。

感冒的話題聊到一半，我卻突然提出跟腸道有關的問題，所以他一臉疑惑地看著我。亞健康的代表症狀之一就是「經常感冒」，引發疾病的病毒中，很少有像感冒病毒這麼常見的病毒。目前已知的感冒病毒超過兩百種，也因為感冒病毒不斷變種，很難製造疫苗來預防。如果免疫力夠強，即使身體被感冒病毒入侵，免疫系統也會自行擊退這些病毒，但如果免疫力不好，就容易感冒，且影響免疫力的器官就是「腸道」。

▼高達七〇%的免疫細胞，都在腸道！

生活環境中，有許多虎視眈眈想威脅我們健康的敵人。空氣中飄著會引發疾病的壞菌、微小的重金屬粒子，每天吃的食物裡也有病毒、寄生蟲、壞菌等。就連我們蓋著睡覺的棉被，也存有黴菌、塵蟎等危害健康的壞菌。這些壞菌因為太小，所以肉眼看不到，如果我們能看到眾多的害菌與有害物質，或許根本無法維持正常生活。

我們的身體會藉著鼻子、皮膚的呼吸，以及吃進食物的過程中，不斷接觸到引發疾病的害菌與有害物質。但我們之所以不常生病，關鍵在於「免疫系統」的正常運作。免疫系統是非常聰明且精密的系統，若有可能危害健康的物質自外界進入體內，它就會拉警報並啟動防禦機制。外界的物質進到體內後，免疫系統會迅速掌握是哪一類的有害物質，並全面動員可消滅該物質的免疫細胞。免疫力強時，免疫細胞可輕易戰勝敵人，所以不容易生病。

免疫細胞的種類非常多，但大致上可分成先天性免疫細胞與適應性免疫細胞。「先天性免疫細胞」面對所有外來的侵入者，都會以類似的方法應對，但「適應性免疫細胞」只會對特定的外來侵略者產生反應。先天性免疫細胞會在短時間內與敵人展開激烈的作戰並戰死，所以如果有相同的入侵者進入體內，它們便會做出相同的反應。而適應性免疫細胞則不同，它們與侵入者戰鬥獲勝後，會製造出抗體，以便下一次相同的入侵者再度進入體內時，能夠與其對抗。此外，部分細胞會變成記憶細胞，長時間存活下去。所以當相同的入侵者進入體內，它們會立刻想起過去對抗的方式，並迅速地擊退敵人。

不同種類的免疫細胞，會扮演不同的角色。當細菌或病毒入侵時，最先出動的免疫細胞是「嗜中性球」。它們會盡快出動，吞噬外來的入侵者，所以又被稱為「吞噬細胞」，壽命非常短暫。

緊接在嗜中性球之後做出反應的細胞叫做「巨噬細胞（macrophage）」，主要功能是吞噬體積比病毒更大的細菌，所以才叫做「巨噬細胞」。雖然主要是吃細菌，但其實無論是細菌還是病毒，甚至是死亡的細胞與老廢物質，都會被巨噬細胞吞食，壽命比嗜中性球要長一些。

先天性免疫細胞當中，不得不提的重要細胞就是自然殺手細胞（NK細胞）。這種細胞會直接攻擊受病毒感染的細胞或癌細胞，並將其破壞。它們不僅會攻擊癌細胞，阻止癌症或癌細胞繁殖，更能有效地攻擊癌症幹細胞，在防止癌症復發上扮演著重要角色。

此外，也有一些免疫細胞的工作並非直接擊退病毒、細菌等，而是協助訊息的傳遞。「樹突細胞」就是這種細胞。當身體被危險的外來入侵者感染，或是出現腫瘤等不正常細胞時，樹突細胞就會察覺到，並將資訊提供給屬於免疫細胞的T細胞，幫助T細胞進行攻擊，因為形狀長得像樹枝，所以稱為「樹突細胞」。

適應性免疫細胞則以T細胞和B細胞為代表。T細胞就像自然殺手細胞一樣，是會標記被特定病原體感染的細胞，並排放具毒性的物質來攻擊敵人的免疫細胞。T細胞就由骨髓與胸腺製造，會記憶抗原，當未來相同的抗原再度入侵時，便會迅速進入戰鬥狀態。B細胞則會記憶過去曾入侵體內的病毒或細菌的資訊，用以製造抗體，其實只要了解預防接種的原理，就能夠了解B細胞的運作方式。

除此之外，還有許多負責免疫功能的細胞，主要由骨髓和胸腺製造，供應給全身的所有器官。

免疫細胞與來自外界的不良入侵者戰鬥，是我們的重要夥伴。若想在戰爭中獲勝，那就必須好好安排我軍的配置。當然要在敵軍隨時會出沒的地方，安排最多的我軍才行，而會有最多敵軍入侵的器官就是「腸道」。所以七〇至八〇％的免疫細胞會集中在腸道，而免疫細胞數量僅次於腸道的是皮膚底層與肺部，也都容易被敵軍滲透。

一旦敵人越過前線，那後防很快會被破壞，這也是為什麼「腸道健康」很重要的原因。腸道不夠強健，免疫細胞便無法正常戰鬥，身體的免疫力自然會迅速下滑。那位常感

免疫細胞的種類與職責

免疫細胞種類	職責	備註
嗜中性球	細菌或病毒入侵時最先出動，並吞噬敵人。	又被稱為先天性免疫細胞、吞噬細胞
巨噬細胞	主要吞噬細菌，除了細菌與病毒之外，還會吞噬死亡的細胞與老廢物質。	先天性免疫細胞
自然殺手細胞	會直接攻擊並破壞遭病毒感染的細胞或腫瘤細胞。	先天性免疫細胞，也被稱為 NK 細胞
樹突細胞	病毒或細菌入侵，或是出現腫瘤等不正常細胞時，會將資訊傳遞給 T 細胞，以協助 T 細胞攻擊。	先天性免疫細胞，也被稱做束狀細胞
T 細胞	對被特定病原體感染的細胞釋放有毒物質，以殺死敵人。	適應性免疫細胞
B 細胞	記憶過去曾入侵的病毒或細菌，以製造抗體。	適應性免疫細胞

冒的後輩說他經常拉肚子，從這點來看，就表示他的健康狀況其實不好。**因為腸道不好，所以免疫力也較差，自然容易被感冒病毒侵入體內。**

後輩在我的建議之下，執行三週的腸道修復計畫。一開始他半信半疑地執行，但過了三週後，他說肚子變得很舒服，排便情況也變得很正常。腸道修復計畫結束之後，他依然持續保養自己的腸道，現在即使換季也不需要擔心感冒，終於能過健康的生活了。

▼「腸淋巴組織」是守護腸道的關鍵

為了維持生命、不斷活動，我們的身體必須攝取必要的營養，挨餓無法生活。這些食物中，並不是只有對身體好的營養，同時也加入許多對身體有害的化學添加物，如果食材未處理乾淨，就容易沾附許多細菌、病毒、寄生蟲與黴菌。

其實身體不可能只吃必要的營養，無論再怎麼小心，那些會引發疾病的有害物質，還是會隨著食物一起進入體內。這些食物從嘴巴進入體內，經過食道、胃再到腸道，幸好與食物最先接觸的腸壁（腸黏膜細胞）非常聰明，它會讓食物中的營養通過腸壁，剩下的殘渣則會排出體外。

不僅如此，腸壁上的腸淋巴組織（GALT, Gut-Associated Lymphoid Tissue），是一種強大的免疫器官。而腸淋巴組織中最重要的就是「培氏斑（Peyer's patch）」，培氏斑是許多免疫細胞聚集形成的淋巴結，若對身體有害的異物進入體內，培氏斑便會立即通知所有免疫細胞，扮演監視的角色。

腸道裡有兩百多個培氏斑，大部分都集中在小腸，其中又以小腸後五分之三的迴腸分布最多。小腸黏膜中的絨毛，是類似手指狀的突起物，而沒有絨毛的地方，就是培氏斑的所在位置。

小腸會透過絨毛吸收對身體有益的營養，但當病毒、細菌、會引發過敏的蛋白質等有害物質進入時，就會被培氏斑表面的M細胞所吸收。接著樹突細胞就會迅速將敵軍的資訊提供給所有免疫細胞，它們會通知T細胞有敵軍滲透，盡快將敵軍清除，T細胞則會指示B細胞製造抗體。同時也會盡快通知殺死受感染的自然殺手細胞與KT細胞，還有吞噬病毒與細菌的巨噬細胞，以防止外界的入侵造成危害。

就像這樣，培氏斑扮演雷達的角色監視敵軍的動靜，當敵軍出現時，便能立即動員我們體內的免疫細胞。培氏斑動員的免疫細胞，不僅會立即清除附近的敵軍，也會沿著血管循環全身，阻止可能引發疾病的入侵者。

集中在腸淋巴組織的免疫細胞，總是會繃緊神經監視敵軍，人體的免疫系統會花很長的時間，區分對身體有害與有益的物質，並將它們標籤分類。當有至今未曾經歷過的物質進入體內時，它們會先與其戰鬥並將其消滅，當這些物質再度進入體內時，便會貼上標籤標示，以便下次能夠辨認。這麼一來，下次那些被貼上有害標籤的物質再度入侵身體，免疫系統就會立即發布警報，動員所有免疫細胞進行攻擊。

但無論腸淋巴組織再怎麼強壯，如果太常遭受敵軍攻擊，還是可能被打敗。

可惜的是和過去相比，現代人的腸道實在太常遭受來自外界的攻擊了。環境遭到汙染、加工食品越來越多，體內的有害物質與日俱增，而且等同於毒藥的香菸與酒精更是不曾間斷，腸淋巴組織也因此無法休息，必須不斷和敵軍戰鬥，實在是疲憊不堪。

如果想強化身體的免疫系統，就必須讓腸淋巴組織休息，重新整頓。若想達到這個目標，就必須盡可能避免壞菌與有害物質進入體內。要讓因為與敵軍作戰而虛弱的腸道再次恢復，最重要的就是攝取足夠的營養。擊退敵人並不完全是腸淋巴組織的責任，我們也必須要隨時注意健康，好好保養，才能讓腸淋巴組織發揮功效，提升自己的免疫力。

腸內細菌分三種：好菌、壞菌、中性菌

最近越來越多人為了健康吃益生菌。由於益生菌對腸道有益，不只是腸胃虛弱者，腸胃健康者也會像吃補品般地每天補充益生菌。乳酸菌確實能幫助腸道更健康，但除了市售益生菌中的乳酸桿菌、比菲德氏菌之外，還有非常多對腸道有益的菌種。腸道中的細菌超過一百種，也有人主張腸道內的菌種比這個數字多更多。這些細菌從我們出生到死亡，一輩子都和我們在一起。

其實腸道內的細菌並不只是單純寄生在腸道內，近年來發現，這些細菌在幫助腸道、維持身體健康上扮演很重要的角色。事實上，目前還有許多與腸內細菌相關的資訊待了解，但腸內細菌和腸道健康息息相關，是不變的真理。

好菌、壞菌及中性菌的特性

腸道內有各式各樣的細菌。仔細想想，很少有器官像腸道般，如此適合細菌生存。小腸總長約六至八公尺，大腸約一・五公尺，小腸與大腸加總後，長度約達到十公尺，再加上腸黏膜有皺褶，皺褶內溫暖潮濕，非常適合腸內細菌生存。事實上，腸內細菌的重量總計可達到一至一・五公斤，從這個重量就可以推估，腸道裡究竟住著多少細菌。

腸道內不是只有對身體有益的好菌，也有危害腸道健康的壞菌，更有不好也不壞的中性菌。最具代表性的好菌就是「乳酸菌」。觀察市售的乳酸菌成分標示，可發現除了乳酸桿菌、比菲德氏菌等廣為人知的乳酸菌之外，還有很多種乳酸菌，也能對身體帶來正面的影響。

壞菌則有梭狀芽孢桿菌、梭形桿菌、腸桿菌等。梭狀芽孢桿菌會引發腹瀉和腸炎；梭形桿菌則是最近才發現的菌種，會將發炎部位的細胞變成癌細胞，進而

腸內細菌的種類&作用

分類	腸內細菌種類	扮演角色
好菌	乳酸桿菌	乳酸菌的一種，主要在小腸活動，會產生具抗菌作用的物質。
	比菲德氏菌	乳酸菌的一種，分布於小腸和大腸內。
	乳球菌	近來才發現的乳酸菌，具有抑制發炎的作用。
	腸球菌	具有可抑制壞菌的效果。
壞菌	梭狀芽孢桿菌	最具代表性的壞菌，會引發腹瀉與腸炎。
	梭形桿菌	會將發炎部位的細胞轉變成癌細胞，進而引發大腸癌。
	腸桿菌	會將攝取的熱量轉變成脂肪，進而導致肥胖。
	金黃色葡萄球菌	寄生在腸道內，會趁免疫力變弱時引發食物中毒。
中性菌	類桿菌	角色並不明確，會幫助好菌與壞菌中，較占上風的那一邊。
	真桿菌	

引發大腸癌。而腸桿菌則是一種會造成肥胖的細菌，並妨礙新陳代謝，加速脂肪堆積。

居住於腸道內的細菌中，有很大一部分是中性菌，其就像「牆頭草」，雖然基本上維持中性，但腸道內的好菌較強大時，它們就會加入好菌，壞菌得勢時，則會加入壞菌的行列。

▼腸道中不能只有好菌，也要有壞菌

想要維持腸道健康，好菌當然要多。但也不是只要好菌，完全不要任何壞菌。從現實層面來看，腸道內不可能完全沒有壞菌，即便有可能達到這樣的狀態，即好菌與壞菌達到平衡共生，對健康的幫助也比只有好菌時多。

我們在水槽裡放入泥鰍時，通常會跟鯰魚一起放。雖然你可能認為鯰魚是泥鰍的天敵，擔心要是泥鰍因此生病該怎麼辦？但結果卻相當出人意料。因為鯰魚而感覺生命受到威脅的泥鰍，會因為抱著必死的決心逃跑躲藏，所以在抵達目的地時反而會更活潑、更健康。

好菌的功能之一是抑制壞菌，若沒有壞菌，好菌要做的事情就會變少。人跟機器一樣，完全不使用就會退化，好菌自然也適用這個道理。事實上壞菌也不只是扮演不好的角色，仁濟大學生命科學系的尹教授就解釋：「除了病原菌之外，腸道內的壞菌也具備刺激體內免疫系統的功能。」這告訴我們「平衡」非常重要。

最理想的腸內細菌比例是好菌二五％、壞菌一五％、中性菌六〇％。好菌與壞菌的黃金比例是「八比二」或「八・五比一・五」，這是把中性菌納入好菌那一方的比例。就像一個健全的社會，需要有不同個性的人彼此相互配合才能夠運作，**腸內的菌種越多樣，代表腸道越健康**。

前文也曾說過，中性菌其實就如同牆頭草，當好菌強勢時，中性菌自然會幫助好菌，但情況若相反，中性菌則會和壞菌在同一方。因此，若好菌和壞菌的黃金比例失衡，壞菌的勢力瞬間就會以等比級數成長。腸內細菌若維持黃金比例，腸道自然就健康。目前可透過檢查了解腸內細菌的組合及平衡，若腸道穩定，我們就可放心。但若是壞菌比好菌多時，就容易發生腹瀉、便祕，或是放屁很臭、消化不良、腹部腫脹等問題。

每個人體內的好菌及害菌比例都不同，同理可證吃了變質食物，有些人什麼事都沒有，但也有些人會馬上拉肚子。腸內細菌達到黃金比例的人多半沒事，而害菌較多、比例不對的人則會拉肚子。從現實角度來看，要維持黃金比例並不容易。但只要好菌及壞菌能達到黃金比例，就能維持腸道健康，更進一步地說，可說是守護身體的健康之鑰，不容輕忽。

▼好菌不只能幫助消化吸收，還能解毒

腸道的工作是消化被胃磨碎的食物，吸收營養，並將不必要的殘渣排出。腸內細菌中，好菌會幫助腸道進行消化、吸收，最具代表性的乳酸菌，能讓食物變

成容易消化的型態，也會合成維生素B群與維生素K等營養素。但幫助消化吸收只是好菌眾多功能中的冰山一角，其同時也負責免疫系統的調節。人體的免疫細胞約有七〇%集中在腸道。腸內細菌會對抗附著在腸壁上的壞菌、病毒、寄生蟲等入侵者，另一方面也會通知免疫細胞「有外界的物質入侵」。這也是為什麼腸道內的好菌變多，免疫力就會變好的緣故。

此外，當我們在精神、肉體上承受壓力時，好菌也抑制皮質醇和腎上腺素等荷爾蒙分泌。壓力會使身心疲憊，也是免疫力下降的原因之一。如果好菌能阻止壓力荷爾蒙過度分泌，就可降低免疫系統受損的威脅。我們每天吃的食物中，含有各式各樣的毒素，而好菌也負責解毒，防止和食物一起進到腸內的毒素，穿透腸壁擴散全身，就是好菌的工作之一。它們不只是單純防禦，更會清除大部分的毒素，以減輕肝臟的負擔。此外，好菌等腸內細菌也會與大腦交流，製造出身體所需的酵素與神經傳導物質。雖然是居住在腸道內，但腸內細菌其實與我們全身都有關聯。

現代醫學開始關注、研究腸道細菌的時間並不長，目前發現的腸道細菌數量已非常驚人，但這只是開始。我們目前只知道腸道細菌約有四百至五百種，並大概知道哪些居住在小腸、哪些居住在大腸，但還沒辦法完全掌握這些細菌究竟扮演哪些角色。但可以確定的是，群聚而生的腸道細菌並不只是單純寄生在腸道內的微生物，而是在消化吸收、免疫力、解毒等功能上，扮演重要的角色，所以我們必須要努力維持腸道細菌的和諧及平衡，增加好菌、不讓壞菌過度增生，才是健康之道。

憂鬱症沒好轉，問題竟出在「腸道」？

很多人受憂鬱症所苦，幸好現在社會大眾對憂鬱症的認識已改善不少，越來越多人在罹患憂鬱症之後，積極到醫院或心理諮商中心接受治療。並不是穩定自己的心情就能夠讓憂鬱症痊癒，所以罹患憂鬱症時，千萬不要責怪自己軟弱或感到害怕，要積極尋求他人或專家的協助。

其中也有很多人雖然到醫院尋求協助，但憂鬱症卻沒有好轉的跡象，我建議有這種問題的人，可以進行腸道檢查。**罹患憂鬱症或是平時常有憂鬱感、恐慌感，很可能也有腸道問題**。事實上因為腸道健康不佳來就診的患者中，有很多人表情不怎麼開朗。因為肚子不舒服，所以便不自覺地感到憂鬱、心情不好，但這並不單純是心情問題。

在醫學上有充分的證據可證明，腸道健康不佳確實會讓人變得憂鬱。

▼九成的血清素，皆由腸道製造

相信大家應該都知道「血清素」，這是一種能讓人感到幸福的神經傳導物質，也被稱為「幸福荷爾蒙」。神經傳導物質是以腦部為首的體內神經細胞分泌，透過神經傳遞，荷爾蒙則是由身體的內分泌器官分泌，跟著血液一起移動到需要荷爾蒙的器官。雖然分泌的地方和移動的途徑不同，但神經傳導物質與荷爾蒙有很多相似之處。

讓我們感到幸福的血清素，存在於大腦的中樞神經系統、腸胃道、血小板當中，而九〇%的血清素是由腸道製造，並存在於腸道當中，大多分布在小腸黏膜上。大腦約只有五至一〇%的血清素。因此若是缺乏血清素就容易有憂鬱症，不過血清素雖然能讓我們感到幸福，但也不宜分泌過量。血清素若分泌太多，可能會產生心情亢奮，或失去食慾等副作用。

總是維持在心情極佳的狀態，也和憂鬱症一樣是很嚴重的疾病。身體雖然會製造血清素，幫助我們感受幸福，但如果身體認為血清素的量太多，就會重新吸收血清素，以維持適當的濃度。開給憂鬱症患者的處方藥物，大部分都具有防止血清素再吸收的作用。透過防止再吸收，幫助血清素維持適當濃度，因為不是促進製造血清素，所以效果有限。

血清素會在身心承受壓力時減少，若本來就處在血清素較為缺乏的憂鬱狀態，同時再承受其他壓力，那麼無論如何利用藥物來防止血清素再吸收，血清素的量都會越來越低。若想根治憂鬱症，就必須要幫助身體製造新的血清素，正因如此，腸道健康更顯得重要。因為腸道製造的血清素占所有血清素的九〇%，若腸道不健康，無法正常製造血清素，便會使體內的血清素不足。

▼腸道內好菌太少，便無法製造血清素

製造血清素的原料，是一種名為「色胺酸（Tryptophan）」的胺基酸。色胺

酸無法由人體自行合成，所以必須透過食物攝取。含有大量色胺酸的食物包括肉類、紅肉魚、牛奶、香蕉等。但即便食用色胺酸含量豐富的食物，腸道內的好菌若不夠，也無法製造足夠的血清素，因為腸道的好菌與色胺酸的代謝過程有很深的關聯性。

許多研究已經證實，腸道細菌與色胺酸之間的關聯性。美國加州理工學院的研究團隊，就曾經為了了解腸道細菌對血清素生成的影響，而進行了一連串的實驗。他們拿好菌與壞菌為正常比例的老鼠，和處在無菌狀態下的老鼠，比較牠們身上的血清素數值，結果發現，腸道細菌比例正常的老鼠，身上的血清素是無菌鼠的兩倍。

研究團隊為了更深入了解腸道細菌與血清素之間的關係，便將正常老鼠的腸道細菌，放到無菌鼠的腸道當中。結果發現，無菌鼠的血清素數值增加到正常標準。一旦腸道健康，代表腸道內的好菌與壞菌也呈現理想的比例。尤其「好菌」在血清素原料色胺酸的分解過程中，扮演決定性的角色，我們要努力讓腸內好菌維持在最佳的比例。事實上，確實有很多患者在實施腸道修復計畫，即避免接觸損害腸道環境的食物之後，心情好轉，也開始有想動起來的欲望，表情也變得更開朗了。

對腸道有害的毒素，可分為五種

腸道扮演消化、吸收食物的角色，而食物中夾雜對身體有害的病毒、細菌、黴菌等，會對腸道造成直接影響、增加腸道的負擔。食物中的調味料或合成添加物，事實上就等同於折磨腸道的毒素。不過，並非只有吃下肚的食物會影響腸道，我們呼吸的空氣、水、洗臉或洗頭時使用的肥皂、洗髮精，甚至是日常生活中承受的壓力，都會對健康造成影響。折磨腸道的毒素，會透過嘴巴、鼻子、皮膚、心等各種途徑進到腸道內，大致上可將這些毒素分成五類，就算消滅了其中一種，腸道也不會因此變健康。

從現實層面來看，要完全阻絕這五種毒素雖然很困難，但我們應該盡可能地避免自己暴露在這些毒素中，即使暴露其中也應該要盡快解毒、排毒，腸道才能維持健康。

▼【第一種毒】食物：基改食物、食品添加物

我們每天都要進食，才能獲得維繫生命、持續活動的能量。但為了生存而吃的食物中含有一些毒素，會威脅並影響腸道健康。現代栽種農作物的技術與食品加工技術不斷進步，我們身處在一個食物非常豐富的時代。遺憾的是，富足中其實隱含著貧困，雖然食物變多了，但能讓人放心享用的食物卻比以前少。

首先，栽種食物的過程和過去不同。我們為了保護農作物不受病蟲害侵擾、健康長大，會使用農藥與化學肥料，而這些東西都會在不知不覺間被農作物吸收。尤其是農藥，因為是直接噴灑在農作物上，所以更加危險。無論洗得再乾淨，要完全清除農藥都不是一件容易的事。

有時候為了生產更多的農作物，甚至會進行「基因改良」。基改作物（GMO）與我們的距離比想像中還近。最具代表性的基改作物有黃豆、玉米、油菜、棉花等，基改黃豆會用來製造沙拉油或醬油，而油菜則會用來製作油菜籽油，棉花則

成為棉籽油、鮪魚罐頭、人造奶油的主原料。雖然有些人主張基因改造的作物並不會對健康造成影響，但也有許多人持反對意見。攝取大量基因改造作物的地區，有許多過去不曾出現的疾病肆虐，更出現不少不明原因的難治之症。

牛肉、豬肉、雞肉也不安全。畜產業者為了將收益極大化，會對動物施打生長激素和抗生素，避免動物因為生病而無法生產。一旦疾病消失就能快點長大，就可以生產出更多的食用肉品。但是，打了生長激素與抗生素的動物所生產的肉品絕對不健康。而許多研究結果也已經顯示，我們吃肉的同時，也會吃下生長激素與抗生素，進而擾亂身體的免疫系統，對健康帶來負面影響。

製造加工食品時使用的食品添加物，也會對健康有害。食品添加物的原料，大致可分為化學合成添加物與天然添加物。以草、樹、海藻等自然元素製成的食品添加物較無大礙，但化工合成的食品添加物則不同。化學合成物提煉自石油，雖然對人體無益，但現在已作為食品添加物並廣泛使用在加工食品與速食中。

雖然並非所有的食品添加物都對身體有害，但有害身體的數量也不少。為了讓食物看起來更美味而大量使用的食品染色劑中，有一種名為「亞硝酸」的物質會致癌，而為了維持食品的營養價值與新鮮度所使用的防腐劑，以及防止食物變色的漂白劑，對身體也不好。

此外，這些食品添加物的危害並非短時間內就會消失，大部分都是在幾年、幾十年的長期攝取下才會出現症狀。像豆腐或火腿，會為了殺菌使用AF2（食品添加物的一種），一開始大家都以為很安全，但使用時才發現它的毒性，現在已經被禁止使用。此外，還有很多原本不知道有害而用於食品，後來才發現有問題的添加物。

如果你認為不吃含有食品添加物的食物，或是基改作物、施打生長激素或抗生素的肉就可以安心，那就放心得太早了。即使吃進去的食物沒有人工添加物，而是完全的天然食品，但如果吃得太多，那些過多的量也都會變成毒素。像是果糖、鹽巴、飽和脂肪酸等若攝取過多，就可能會導致各種成人病與癌症，因此必須多加小心。

▼【第二種毒】空氣汙染：懸浮微粒、沙塵暴

近年來不只是空氣，連懸浮微粒、沙塵暴、紫外線、臭氧都會有相關的預報資訊。尤其近來大眾對懸浮微粒的關注不亞於天氣，現在甚至有可即時確認懸浮微粒濃度的手機APP。其實幾年前，大眾對懸浮微粒的關注並不多，懸浮微粒預報是近幾年才開始。

「空氣汙染變嚴重也不是這幾天的事，為什麼最近大家都為了懸浮微粒而緊張？」偶爾會聽到有人提出這樣的疑問。如果不知道懸浮微粒對人體造成的影響，那就很難理解那些即使天氣炎熱，也不會在懸浮微粒濃度高時開窗，或出門會戴口罩的人。隨著對健康的關注提高，開始有越來越多人認為我們需要對懸浮微粒抱持一定的警戒。

隨著社會的工業化，空氣越來越汙濁，對工業化做出巨大貢獻的煤炭、石油，在燃燒時會排放出許多對人體有害的物質。隨著工廠與汽車的數量增加，空氣汙

濁的程度是工業化之前無法比擬的，甚至開始出現許多因空氣汙染造成的疾病。

「懸浮微粒」事實上也是一種空氣汙染，但我們為什麼唯獨對懸浮微粒較緊張？一般懸浮微粒的大小只有頭髮厚度的五分之一到七分之一，懸浮微粒中的細懸浮微粒，甚至只有頭髮的二十分之一到三十分之一。如果粒子夠大，就會被鼻毛或氣管的黏膜過濾並消除，但懸浮微粒的粒子實在太小，所以無法被鼻子、嘴巴、氣管過濾，會直接進到體內。這些粒子首先會進到氣管和肺部，也因為粒子本身很小，所以會順著血管循環全身，也可能堆積在其他器官內，懸浮微粒甚至可能直接從皮膚進入體內。

雖然，懸浮微粒即使進到體內，量也不多，所以不需要太擔心。懸浮微粒進到體內後，身體的免疫系統就會啟動並努力清除。但無論免疫系統再怎麼強大，進入身體的懸浮微粒若太多，影響的力道自然會加大。免疫系統與懸浮微粒戰鬥的過程中，身體會開始發炎，導致氣喘、呼吸道與心血管疾病等。

直接與懸浮微粒接觸的皮膚，也會承受很大的痛苦。尤其是皮膚較為敏感的人，更是會承受致命的打擊。我就認識這樣的人，他平時皮膚就很敏感，只要一點點刺激就會皮膚紅腫，在懸浮微粒濃度較高的日子出門，他就會一直為皮膚搔癢所苦。

我們可以說懸浮微粒本身就是一種致命毒素。**隸屬世界衛生組織（WHO）的國際癌症研究署，在二〇一三年認定懸浮微粒為致癌物質，並將其歸類在第一類致癌物質中。**不幸的是，這樣的有害物質卻隨著時間的增加而越來越多，韓國國內的懸浮微粒問題越來越嚴重，來自中國的懸浮微粒甚至會被風吹到韓國，更使韓國承受雙重打擊。（編按：由於工廠和汽、機車造成的空氣汙染，使台灣的細懸浮微粒 PM2.5 濃度，也持續偏高中。）

暴露在懸浮微粒濃度高的環境下，老人、幼兒、孕婦、有呼吸道或心臟疾病的患者會更加危險。以幼兒的情況來說，因為個子比較小，所以即使吸入的懸浮微粒量與大人相同，以體表面積的平均吸收量來看仍是大人的數倍，這也表示懸浮微粒對小孩來說比較危險。確實，在懸浮微粒濃度過高的日子帶孩子出門，就容易出現呼吸道問題或皮膚問題。

很多研究顯示，懸浮微粒會對呼吸道、心血管疾病帶來致命的影響。因為等同於致癌物的懸浮微粒一旦滲透進入血管，就會傷害血管，使血液循環變差。根據疾病防治署的調查結果顯示，懸浮微粒（PM10）濃度每增加一〇pg/m³時，慢性阻塞性肺病（COPD）患者的住院率就會上升二・七%，死亡率也會上升一・一。若長時間暴露在懸浮微粒下，心肌梗塞等心血管疾病的致死率會增加到三〇至八〇%。

國際癌症研究署(IARC)的致癌物分類表

分類	說明	物質種類
1 類致癌物（Group 1）	對人體有明確致癌性的物質	石綿、苯、懸浮微粒
2A 類致癌物（Group 2A）	對人體致癌的可能性較高的物質	DDT、無機鉛化合物
2B 類致癌物（Group 2B）	對人體致癌的可能性較低的物質	汽油、鈷、鎳
3 類致癌物（Group 3）	對人體致癌性尚未歸類的物質	酚、甲苯
4 類致癌物（Group 4）	對人體可能沒有致癌性的物質	己內醯胺

跟食物不同，我們通常沒辦法選擇自己呼吸的空氣，嚴重過敏或是免疫力較差的人，雖然可以直接搬到空氣較好的地方，但為了生計還是會受到一些限制。大部分的工作機會都在都市，所以呼吸壞空氣經常成為無可奈何的選擇。即便如此，在懸浮微粒濃度高的日子我們還是要戴口罩，或週末時到空氣好的森林、山上，努力呼吸新鮮空氣。日積月累，能幫助受公害與懸浮微粒危害的身體。

▼【第三種毒】水毒：不乾淨或被汙染的水

大家都知道水對健康有益，但這是指乾淨且含有豐富礦物質的水，被汙染的水對身體沒有幫助，只會毒害身體。我會開始關注到亞健康狀態，並且深入研究營養與解毒，有兩個很重要的契機。一是生產後體重突然增加，同時也罹患甲狀腺功能低下，另一個原因則和水有關。

環境汙染也影響到我們的水源。工廠排放的汙水、家庭或餐廳流出的生活廢水，長期汙染我們的水源。透過自來水管線供應到家中的水，雖然會經過很多道淨水程序，政府也宣導那些水可以安心飲用，但很少有人相信，也不會直接飲用水龍頭的水。在飲水機普及前，大部分的人都是將自來水燒開再喝。但把水燒開雖然可以殺死壞菌和病毒，卻也會讓對身體好的礦物質一起消失，所以才會有越來越多人使用飲水機。

我也很愛用淨水器，幾年前下定決心買了一台製冰飲水機。因為女兒本來就很喜歡冰，老公跟我也常受不了夏天的炎熱，所以決定買比一般飲水機昂貴的製冰飲水機，只要按個按鈕就有冰塊可以使用，讓我們度過了一個涼爽的夏天。但隔年，一則新聞讓我們大受衝擊。過去這一年多來備受我們喜愛的製冰飲水機，使用了對身體有害的鎳。鎳被美國國家毒物計畫（NTP）認定為致癌物，國際癌症研究署（IARC）也將這種重金屬歸類為對人體有致癌可能性（Group-2B）的物質。飲水機在會直接與飲用水接觸的地方使用鎳，真是令人不敢相信。

製冰飲水機製冰的方式有很多種，當時我們購買的那台飲水機使用的是蒸發式。也就是先放冷氣，使水急速冷卻結凍之後，再注入熱氣使冰塊分離。注入冷、熱氣的管子叫做蒸發器，蒸發器的口鍍上了一層鎳。後來證實在重複注入冷、熱氣的過程中，鎳會脫落進入水與冰塊中，這也轟動了整個社會。大家是為了喝好水而購買飲水機，卻反而喝進被鎳汙染的水，當然大受打擊。

曾有人統計當時受害者出現的症狀，其中腹瀉最多，搔癢、起疹子等皮膚相關的症狀也不少。醫學上已經出現因為飲用混了鎳的冰塊與水，而出現不適症狀的人，雖然最後沒能證明是否造成什麼疾病，但當時消費者身上出現的症狀，絕對不是一件正常的事。我女兒本來就有異位性皮膚炎，整個夏天都一直在吃冰塊，也使異位性皮膚炎更嚴重，因此吃了不少苦。我老公雖然沒有嚴重的症狀，但卻持續有肚子不舒服、拉肚子的問題。

為了以防萬一，我們做了重金屬檢驗，卻發現鎳濃度高到嚇人。幸好我們使用這台製冰飲水機才一年多，如果完全不知道有鎳的問題，長時間用這台飲水機喝水、製冰，那會變成怎樣？光想都讓人感到害怕。

這件事之後，我對水的選擇就更嚴格了。即使是飲水機過濾的水，我也不會無條件相信。飲水機中的逆滲透芯雖然可以完全過濾雜質，但缺點就是會將人體所需的礦物質也濾掉，長期喝蒸餾水和過濾水，反而會使我們的身體缺乏礦物質，對健康造成危害。水本身很重要，但用什麼容器裝水也很重要。舉例來說，**如果長時間用塑膠容器裝水，塑膠成分就會溶入水中，因此建議最好使用玻璃容器**，即使長時間使用，也不會對水的性質造成影響。喝好水就跟吃好食物一樣重要，因為水和腸道健康有密不可分的關係。

▼【第四種毒】經皮毒：毒素從皮膚進入體內

毒素不只會透過鼻子或嘴巴進入體內，還有另一個主要途徑就是「皮膚」，也稱「經皮毒」。我們總會說：「用皮膚呼吸。」事實上皮膚確實也會像鼻子一樣吸入氧氣、排出二氧化碳。呼吸有九成是由肺掌管，皮膚只負責不到一成的呼吸工作，但「皮膚在呼吸」代表許多有害毒素會透過皮膚進到體內。

不僅如此，皮膚也是最容易暴露在有毒環境下的身體部位。除了直接抹在臉上的化妝品，洗澡時使用的合成清潔劑、日常生活中常用的濕紙巾，也可能成為對皮膚有害的毒素。濕紙巾並不只是含水的紙巾而已，為了延長濕紙巾的保存期限會添加防腐劑，甚至有些濕紙巾是使用對人體有害的化學防腐劑。女性使用的衛生棉也不安全，二〇一七年就發生市售衛生棉中檢驗出致癌物質，而使女性集體陷入恐慌的事件。

皮膚直接接觸到毒素時，第一次的症狀主要都會出現在皮膚表層，像是皮膚發炎泛紅或起疹子，搔癢也是常見的症狀之一。**當毒素通過皮膚表面進到體內，症狀就不會只侷限在皮膚表層，而是會以不同的形式出現。**含致癌物質的衛生棉事件爆發時，很多人都表示她們有生理期不順、生理痛等症狀，雖然醫學上無法證實這之間的關聯，但這個事件確實也告訴我們，衛生棉中的有害物質若接觸到皮膚，不僅會有外在的影響，也會對體內造成一定的作用。

▼【第五種毒】來自心裡的毒：憂鬱、壓力

敏感的人遇到壓力時，容易脹氣、消化不良，因為壓力會很快影響腸道，進而妨礙腸道的正常活動。事實上，大腦與腸道間確實有著複雜的關聯性。腸道中存在五千萬至一億個神經細胞，數量與脊髓幾乎相同，故腸道也被稱為第二脊髓。大腦與腸道間並不是只靠神經連結，大腦與腸道間還會互相傳遞訊息傳導物質。腸壁上分布著大量的內分泌細胞，負責分泌二十多種荷爾蒙，這些荷爾蒙在大腦與腸道的溝通上，扮演著非常重要的角色。

由於大腦與腸道間緊密連結、相互影響，所以精神上的壓力和負面情緒，很快就會影響腸道。如果希望維持腸道健康，不僅要避免來自食物、水、空氣、皮膚的毒素，也要避免來自內心的毒。憂鬱感、恐慌感、壓力、憤怒、挫折等負面情緒，本身就是一種毒，其他如急躁、負面想法等也是。

從某個角度來看，內心產生的毒其實比來自食物與水等外界的毒素更難以預

防。因為心不會總是依照我們的想法來行動，即使努力不想讓自己產生負面情緒，還是會在不知不覺間被負面的想法吞噬，壓力也是。在現代社會生存，無法完全避免內心的毒素，所以當內心產生負面情緒時，我們就必須努力透過冥想、深呼吸、休閒興趣等方法，幫助自己的心靈解毒。

比起逼自己保持樂觀，倒不如多說些樂觀的話，自然會帶來樂觀的想法。遇到困難時不要想為什麼只有我遇到這種事，而是要思考「透過這件事，我能學到多少、成長多少」。要稱讚並愛自己，如果太過執著於自己做不到的事，心就會漸漸被毒給侵蝕。

腸道過勞時，肝臟也會生病

一般來說，腸不好的人通常肝也不好。腸和肝之間的關係十分密切，幾乎可放在一起談。在中醫理論上，大腸與肝臟是相通的，兩種臟器一直被認為有關聯。所以若想恢復、維持腸道健康，不能只看腸道的狀態，也必須檢查肝臟，並努力讓肝臟恢復健康。

由於腸道跟肝臟之間緊密連結，當腸道變好後，肝臟自然也會變好，但不要只專注於改善腸道健康，如果也能同時照顧肝臟，如此一來，肝及腸恢復健康的速度就會加快。威脅腸道健康最大的因素就是「毒素」。如果毒素沒有進入腸道，腸道就不用如此疲於奔命，也會降低罹病的機率，但可惜的是，我們沒辦法杜絕來自外界的毒素，畢竟空氣、土地都被汙染，在汙染環境下生長的食物也不安全。而那些方便我們解決三餐的加工食品，其實等同於撫慰飢餓的毒素。

▼為什麼腸道和肝臟的關係很密切？

如果無法隔絕來自外界的毒素，就必須好好解毒。我們吃下食物之後，胃會把食物磨碎，變得像粥一般再送進腸道。十二指腸會混合膽汁、胰腺液等消化液，消化脂肪和蛋白質，小腸則會吸收食物中的水分與營養，剩下的殘渣則送往大腸。大腸會從這些已經被吸收過一次的殘渣中，吸收部分之前未能被完全吸收的水分，剩下的再變成糞便排出。

在這個過程中，腸道與肝臟必須緊密合作。消化、吸收食物的是小腸，但無論小腸防守得如何嚴密，還是無法完全阻擋混雜在食物中的毒素。毒素跟營養一樣，會沿著血管離開小腸，但幸好它們會先前往負責解毒的「肝臟」。肝臟會努力解毒，再將營養透過血液送到需要的器官，殘渣則再一次送回腸道中。

肝臟是非常強大的解毒器官，雖然腸道、心臟、肺都具有解毒作用，但肝臟的解毒功能非常出色，能夠處理超過七成的毒素。或許是因為這樣，所以肝臟也是人體內最重的器官，通常占體重的一成。但無論肝臟功能有多強大，如果要處理的毒素太多，還是會感到疲勞。

如果希望肝臟不要過勞，就要減少通往肝臟的毒素。首先，腸道如果能維持健康，毒素就比較不會離開腸道。如果進到大腸的食物殘渣中含有較多的壞菌，殘渣就會腐敗並製造大量毒素，這些毒素會被血液送到肝臟，讓肝臟更加疲憊。相反地，如果好菌比壞菌多，就可幫助消化、排便，也能降低毒素產生的機率。

被送到肝臟的毒素如果太多，無法完全處理乾淨，容易造成脂肪肝。通常人體內的毒素，都會跟著脂肪一起被送到肝臟，如果肝臟太過疲勞，無法及時處理，脂肪就會堆積在肝臟中。**脂肪肝若長期置之不理，肝臟就會變硬，很有可能發展成肝硬化。**即使沒有變成肝硬化，肝臟還是會因為堆積太多脂肪，而使解毒能力大幅下降。肝臟若無法正常解毒，毒素就會重新回到腸道，使腸道的健康狀況變差，一旦腸道不健康，就會產生更多毒素，肝臟則會因為這些毒素必須更加疲於奔命，陷入惡性循環。

過往大多是肝炎病毒或酒精危害肝臟，但近來非酒精性脂肪肝與肝硬化也越來越多。由於韓國政府要求民眾做病毒性肝炎的疫苗接種，所以大幅降低了肝臟患病的機率，這也使得仍然十分盛行飲酒文化的韓國，酒精中毒的人口卻比以前要少得多。「非酒精性肝硬化」主要起因於肥胖造成的脂肪肝，就算沒有喝很多酒，但只要攝取太多高脂肪、高熱量的食物，面臨肥胖問題，就容易有脂肪肝。

酒不僅是高脂肪、高熱量，對腸道的健康也沒有幫助。白飯是容易讓血糖快速上升的碳水化合物，也是脂肪肝的原因之一。若攝取太多易引發高血糖的碳水化合物，身體就會為了解決血糖太高的問題而分泌胰島素，胰島素並不只是把糖送到有需要的細胞，還會將脂肪儲存在脂肪細胞內。

正是因為腸與肝的關係如此密不可分，所以腸道與肝臟的健康必須放在一起來談。腸道若不健康，肝臟自然也不會健康，光是努力少喝酒，避免攝取不必要的食物，就能減輕腸道負擔，讓肝臟變健康。此外，也必須節制食用高熱量、高脂肪、高血糖的食物，多吃對腸道有益的食物，減輕腸道及肝臟的負擔。

▼肝門靜脈及膽管，負責連結腸道和肝臟

腸道與肝臟之間有直通的高速公路，這條高速公路的名字叫做「肝門靜脈」。肝門靜脈是連接肝臟與腸子之間的血管。沿著胃、小腸、大腸、胰臟的微血管流動的血液，會透過肝門靜脈前往肝臟。雖然肝動脈也會將血液送往肝臟，但其實送進肝臟的血液中，有七五%是透過肝門靜脈輸送。

沿著肝門靜脈進入肝臟的血液，富含身體所需的養分。因為腸道消化、吸收的營養進入血液中，再被送到肝臟。但食物裡不是只有營養，也含有毒素，所以從腸道送往肝臟的血液中，自然也不會只有營養，同時也會有許多毒素，但幸好從腸道出來的血液，再通往肝臟時會經過肝臟的微血管，這時候毒素就會被過濾。

腸道跟肝臟之間，不是只有輸送血液的通道而已，還有將肝臟製造的消化酵素送往腸道的通道。這條通道就是連接儲存、濃縮肝臟所分泌的膽汁的膽囊，然後再通往腸子的膽管，膽汁主要的成分是負責消化脂肪的消化酵素。膽汁會透過

膽管進入腸道，幫助腸道消化脂肪，所以若因為膽結石或腫瘤而做膽囊切除術，這些「沒膽」的人吃了脂肪含量太高的食物，就會因為無法消化脂肪而腹瀉。

腸道與肝臟的結構從一開始就是要互補、互助，所以腸道與肝臟要是任何一邊出問題，就會像骨牌效應一樣，使另一邊也出問題。

除了症狀，這些檢查也能確認腸道是否健康！

如果你總是肚子不舒服，為腹瀉或便祕所苦，其實不必特別檢查，應該也能知道腸道不太健康。但即使是偶發性的肚子不舒服，或是症狀不嚴重，我們也絕不能掉以輕心。可是大多數的人即使感覺不舒服，只要不會對日常生活造成太大的影響，就不會認為是腸道不健康。其實很多人在做完健康檢查後，會因為自己的腸道健康比想像中差，而感到吃驚。

雖然偶爾會發生類似急性腸炎等急性腸胃道疾病，但其實大部分跟腸道有關的疾病都是慢性病。所以如果不好好關注腸道健康及重視保養，腸道的健康狀況就會起伏很大。基本上，腸道的健康程度可以從幾個症狀來推測。建議可以做一次較精細的腸道檢查，就能找出平常也很難發現的問題。

▼自我診斷：從症狀來看腸道是否健康

腸道狀況差時，會出現的症狀很多，也有不少是看似和腸道無關的症狀。腸道不僅負責消化、吸收，也參與免疫、解毒，甚至連情緒都和腸道有關，腸道的健康狀況確實會透過很多我們意想不到的形式來表現。下列是腸道健康不佳時會出現的症狀，不妨確認是否有符合的項目吧！

□吃飯就會覺得肚子裡都是氣，肚子變得很硬

□常消化不良

□每天排便量不足

□經常腹瀉或便祕

□放屁味道很臭

□糞便有酸味

□經常感冒

□肩膀挺不太起來

□背變厚

□已經是成年人，但還是會長青春痘或粉刺

□臉色黯沉

□有過敏症狀（過敏性鼻炎、氣喘、過敏性皮膚炎）

□容易憂鬱、無力

□身體容易水腫

□喉嚨容易生病，聲音很啞

上列選項中，如果有超過五項符合，就表示你的腸道不健康，應該盡快接受檢查，並開始保養。越早開始，腸道就能越快恢復。

如果有超過十項符合，那你就要有所警覺，更積極保養腸道，因為腸道已經非常脆弱，需要排毒，打造更好的環境。

▼有機酸檢驗：透過尿液了解腸內細菌

如果光靠症狀不容易判斷腸道真正的狀態，建議可以接受更專業的檢查，即「有機酸檢驗」。這項檢查能檢驗出你是否處在亞健康狀態，及了解腸道健康狀況。有機酸檢驗是一種透過分析小便，檢視我們身體是否有代謝異常問題，並推測腸內細菌是否平衡的檢驗。

我們飲食時，食物裡的碳水化合物、蛋白質、脂肪等營養，會被磨成可以被細胞吸收的大小，然後順著血液被運送到需要營養的細胞裡。這種將食物消化，分解成營養並轉換成能量的過程，稱為「代謝」。代謝過程中會產生許多代謝物，為了將攝取進體內的食物轉換成能量，必須經過好幾個階段。每個階段都會有不同的酵素與輔酵素，來製造出全新的物質，但各階段所需的營養若不夠，那就無法進入下一個階段，這樣一來前一階段所製造的物質數量就會累積。舉例來說，要從A階段進入B階段時，A階段所需的營養不足，因而無法進入B階段，我們就會在小便裡檢測出大量A階段所產生的物質。因此，若從小便中檢驗出大量A階段生產的物質，就可以知道，從A進入B階段的代謝過程出了問題，這也代表人體缺乏從A階段進入B階段的營養。

利用類似這樣的原理，有機酸檢驗可以測出從小便中排出的五十多種代謝物。這項檢驗也能告訴我們，碳水化合物、脂肪、蛋白質是否有被好好分解並轉換成能量，幫助代謝的酵素與維生素（輔酵素）是否不足等。不僅如此，像是腸道內的壞菌多寡、神經傳導物質是否正常製造並順暢地傳遞訊息，以及進入人體的毒素是否有排出等，都能透過這項檢驗來了解。

▼腸內菌種檢驗：從糞便中找出腸內的菌種

透過有機酸檢驗，也可以獲得腸內菌種的相關資訊。但有機酸檢驗是透過觀察細菌與黴菌製造的濃度，來間接掌握壞菌及益菌的多寡，準確度相對來說較低。

如果想更準確地掌握腸內菌種，可考慮接受「腸內菌種檢驗」。這種檢驗是採集糞便，透過檢驗來確認糞便內的細菌，準確度比較高，且觀察糞便中檢測出的細菌，不僅可以掌握壞菌與益菌的比例，更能具體了解究竟有哪些細菌居住在腸道中。

因為要採集糞便，所以程序比較繁瑣，檢驗費用也不便宜，對醫院跟患者而言都是一種負擔。不過相對來說較為簡單的其他檢驗，就無法做到這麼準確，如果亞健康的狀態持續沒改善，不妨考慮進行檢查。

▼食物過敏原檢測：了解自己對哪些食物過敏

有些人在食用某些食物後，身體會馬上起疹子，或開始肚子痛、嘔吐，這些情況都是食物引起的急性過敏，急性食物過敏和免疫球蛋白E（IgE）有密切的關係。免疫球蛋白E是一種抗體，若對食物中的特定成分過敏，就會導致人體出現過敏現象。若受食物過敏所苦的人進行血液檢測，大多都會發現這種免疫球蛋白E的濃度偏高。

但也有一些是不會像急性食物過敏一樣立刻有反應，但吃下特定食物就會覺得肚子不太舒服的情況，症狀也不像急性過敏那麼嚴重。不會突然全身起疹子，也不會覺得肚子很痛或感到呼吸困難。雖然身體不舒服，但不去醫院也沒關係，症狀算是比較輕微。

吃東西時雖然不會馬上出現症狀，但短則幾天，長則會在很久之後才出現過敏症狀，這稱為「慢性食物過敏」。急性過敏症狀會立刻顯現，所以比較容易掌握是哪些食物引起過敏反應，但慢性過敏卻要花比較長的時間才出現症狀，這中間又吃了很多不同的食物，所以較難掌握究竟是哪一種食物引發問題。

慢性食物過敏可以透過「食物過敏原檢測」得知。食物過敏原檢測是

食物過敏原的基本檢測清單

分類	食物種類
穀物（8 種）	米、麩質、麵粉、燕麥（燕麥片）、黑麥、大麥、蕎麥、玉米
肉蛋類（8 種）	蛋黃、蛋白、鵪鶉蛋、牛肉、豬肉、雞肉、鴨肉、羊肉
牛奶／花生（8 種）	酪蛋白、牛奶、山羊乳、優格、起司、黃豆（大豆）、豌豆、綠豆
海鮮類（15 種）	鯷魚、青花魚、青魚、鮪魚、鮭魚、鱈魚、比目魚、鰻魚、魷魚、章魚、螃蟹、蝦子、龍蝦、牡蠣、菜蛤
堅果類（8 種）	花生、核桃、松子、栗子、芝麻、杏仁、葵花籽、開心果
蔬菜類（15 種）	白蘿蔔、白菜、辣椒、萵苣、黃瓜、紅蘿蔔、菠菜、洋蔥、茄子、南瓜、地瓜、馬鈴薯、高麗菜、菇類、番茄
水果類（15 種）	蘋果、梨子、桃子、草莓、葡萄、西瓜、香蕉、柳橙、奇異果、鳳梨、葡萄柚、哈密瓜、芒果、檸檬、橄欖
其他（11 種）	蒜頭、生薑、肉桂、咖哩、芥末、蜂蜜、砂糖、咖啡、綠茶、可可、胡椒

在有慢性食物過敏時，檢測免疫球蛋白G（IgG）濃度的檢驗。從現實角度來看，我們不可能檢驗人體對世上所有食物的反應，所以會集中檢驗一般人常吃的米、穀物、牛肉、豬肉、牛奶、雞蛋、蔬菜、堅果、水果等食物。做完食物過敏檢驗後，經常會意外發現，其實是平時吃的食物引發問題，甚至有些人對米飯慢性過敏。如果總是受不明原因的腸道問題所苦，建議進行食物過敏檢驗，至少知道自己不適合吃哪些食物，才能幫助腸道恢復、維持健康。

▼大腸內視鏡檢查：透過內視鏡檢查腸道

就像胃內視鏡一樣，現在也有不少人會做大腸內視鏡檢查。大腸內視鏡是能正確掌握腸道健康狀況的檢查之一。健康的腸道會呈現鮮豔的粉紅色，透明且有光澤。腸道如果不健康，黏膜會發紅或顏色很混濁，甚至產生瘜肉。但在做大腸內視鏡時，可以順便把小的瘜肉切除。

若想做大腸內視鏡檢查，首先必須清潔腸道。通常從檢查的前幾天，就不能吃芝麻或有籽的水果，檢查前一天只能喝水和服用藥物，將腸道內的各種食物殘渣排乾淨。其實光看排出的糞便狀態，就可以大致掌握腸道的健康狀況。腸不好的人如果清腸，會排出很多黑色糞便與黏稠液體，而做大腸內視鏡時，腸道看起來會跟鼻子一樣有很多黏稠物。這些黏稠物主要是腸道發炎的產物，即使做內視鏡前以藥物清腸，卻還是可以看到，就代表腸道狀況非常不好。

此外，**大腸內視鏡檢查同時也有治療腸道的效果**，我們意外發現有很多人原本腸道不健康，但做完內視鏡後情況反而好轉。清腸的同時，導致發炎的各種毒素、威脅腸道健康的害菌與黴菌全都排出體外，自然對腸道有益。此外，在做大腸內視鏡檢查時為了讓腸道放鬆，會注入一些溫水，這也具有溫暖、按摩腸道的功效。在日本，確實會使用這種方式來治療腸道。當然，做完大腸內視鏡之後也可能會腹瀉，因為腸道內的益菌也都被洗淨，這時只要適量補充乳酸菌即可。

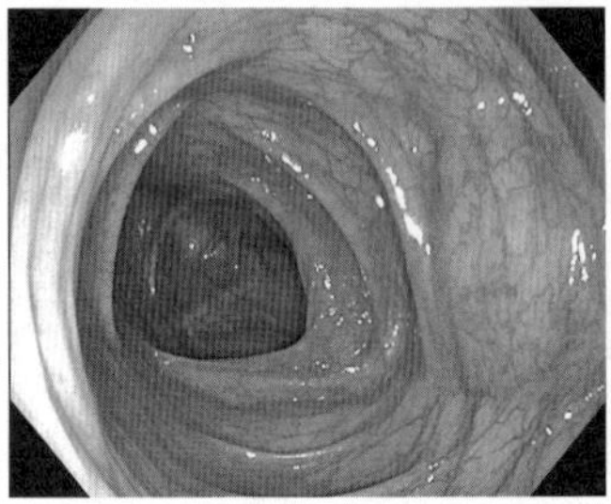

屬於健康腸道，透明且有光澤。

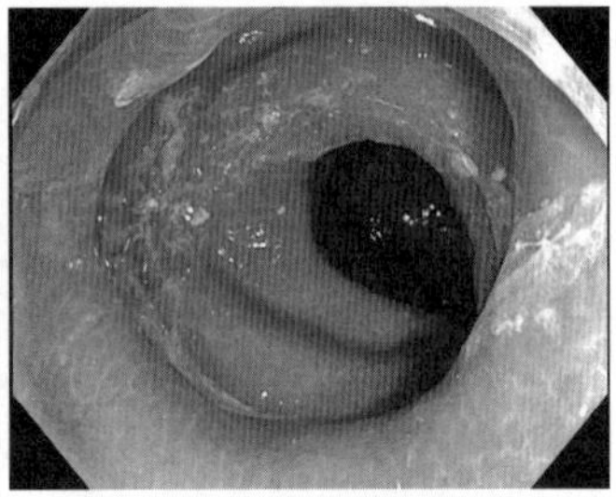

腸道有許多白色黏稠物，顏色很混濁且沒有光澤。

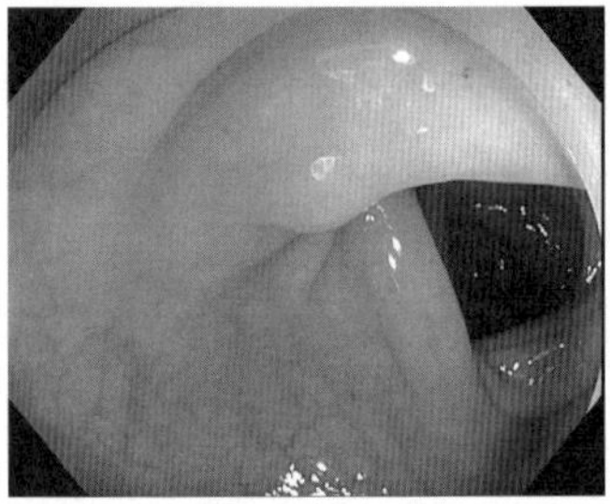

有瘜肉的腸道。

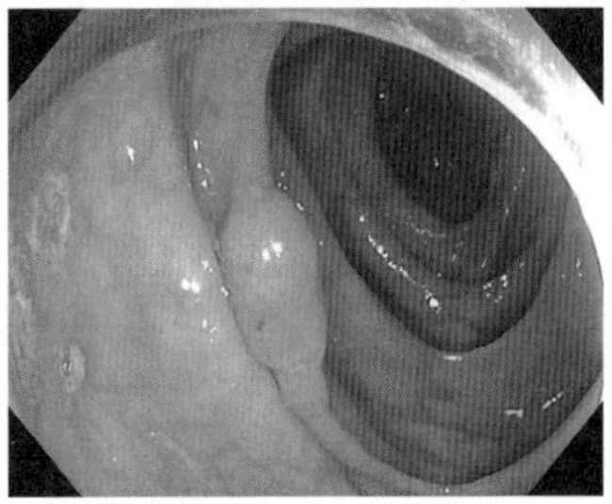

有良性腫瘤的腸道。

Chapter

3

這些疾病，
都和腸道有關！

1 腸漏症——腸道一旦破損，毒素就會擴散

「腸漏症？這是什麼病啊？」因為腸道不適到醫院就診的患者中，很多人都罹患了「腸漏症」。腸漏症這個概念很久以前就存在了，但大約自五十年前開始才正式展開研究。在分子生物學的實驗技術開始發展之前，我們很難清楚了解腸漏症的產生原因及發展。數十年來透過動物實驗與臨床實驗，好不容易才在最近了解何謂「腸漏症」，所以民眾會感到陌生也很正常。

但想要守護腸道健康，就要了解腸漏症，腸漏症是腸道已經發出紅色警訊的指標。如果置之不理，可能會發展成自體免疫疾病、代謝異常、各式痛症等不同問題，必須格外小心。

▼腸道中的腸黏膜，具有阻擋毒素的功能

存在於外界的各式毒素，在一天內會有好幾次機會跟著食物一起進入腸道。雖然引發疾病的細菌、病毒、各種發炎物質、對人體有害的食品添加物等不斷進入體內，但我們卻不會立刻生病。當然，毒素若太多也無法抵擋，但身體之所以沒有馬上生病，**其實是因為腸道在可承受的範圍內，阻擋了各式各樣的毒素**。

腸黏膜在肉眼下看起來很平滑，但實際上卻有無數的細微絨毛覆蓋在上面，就像濃密的森林一樣覆蓋在腸黏膜上。這些絨毛非常聰明，它們會吸收身體需要的養分，並防止毒素外漏。腸黏膜細胞之間緊密地結合在一起，若沒有發生特別的事情就不會分開。

腸黏膜首先以絨毛作為第一層防禦網，第二層則是腸黏膜細胞的緊密結合，形成雙重的嚴密防護。正因如此，即使每天都有無數的細菌與毒素進入腸道，我們也不會立刻拉肚子。但無論防禦網再怎麼強大，如果持續遭受攻擊，還是會有

撐不住的時候。攻擊防禦網的敵軍可不是只有一、兩個，除了細菌、病毒、黴菌之外，食品添加物、蔬菜殘留的農藥等都是。過量攝取的食物，和可能導致過敏的食物，也都不是營養而是毒素，這些都會攻擊腸黏膜。此外，生病時服用的止痛藥、抗生素，也都會對腸黏膜帶來致命的影響。

最好的方法當然是在腸黏膜還健康時，就好好保護它。只要在日常生活中稍微努力，就可減少攻擊腸道防禦網的敵人們。「預防就是最好的治療」，但如果基於某種原因而開始有腸漏問題，盡快恢復防禦網才是解決之道。

▼「腸漏症」是萬病根源

無論發生的原因是什麼，當腸道的防禦網崩潰，毒素跑到腸子外時，就是所謂的「腸漏症」。細菌、病毒、黴菌、沒消化完的食物、環境荷爾蒙等毒素，會穿透鬆散的腸壁，跟著血液一起在血管中流竄，這時候我們的身體就會發出紅色警報，也就是疾病的前兆。

在各式毒素中，內毒素（endotoxin）的危險性最高。內毒素是躲藏在細菌細胞壁內的毒素，主要存在於大腸菌、沙門氏菌、綠膿桿菌、鼠疫桿菌等革蘭氏陰性菌的細胞壁內。這些細菌進入腸道後，會攻擊居住在腸道內的益菌和免疫細胞，細菌死亡後毒素會從細胞壁內流出，這些內毒素若穿透腸黏膜進入血液，就會導致「腸毒血症」。

當包括內毒素在內的各種毒素進入血液後，吞噬毒素的巨噬細胞就會出動，當巨噬細胞跟毒素搏鬥期間，敵我雙方都會有許多死傷，這些戰死的細胞與細菌會引起發炎反應，進而打亂免疫系統，最終會導致過敏性大腸症候群、發炎性腸道疾病、過敏、異位性皮膚炎、氣喘、各種代謝症候群等疾病。甚至包括憂鬱症、失眠、自閉症等精神疾病，也和腸漏症有關。由於腸漏症會演變成免疫疾病、慢性發炎、痛症、精神疾病等，絕對不容小覷。

▼透過「小腸滲透力分析」，可檢驗出腸漏症

腸漏症的症狀其實並不明確，通常會有像是腹痛、腹部不適、消化不良、放屁、便祕、腹瀉等腸道不佳時的症狀，也經常伴隨慢性疲勞、無力、冒冷汗等。若經常容易感冒，也會伴隨膀胱炎、陰道炎等發炎症狀。此外，也會有咳嗽、呼吸困難或精神上的不安、焦慮、憂鬱感，這些症狀大多都是亞健康狀態時會出現的症狀。

雖然這些症狀是診斷腸漏症的重要標準，但為了更正確的診斷，必須做檢查。最基本的檢查就是「小腸滲透力分析」檢驗。這種檢驗是利用可以通過緊密結合的腸黏膜的標記物，和無法通過腸黏膜的標記物兩種來進行，用以檢測尿液中能驗出多少分子的檢查。

最常使用的標記物是乳果糖和甘露醇。乳果糖及甘露醇是水溶性的糖分子，大小跟重量都不同。乳果糖的大小至少是甘露醇的十倍，無法通過緊密結合的腸

黏膜。甘露醇的分子較小，可以穿透腸黏膜進入血液。這些標記物無法被我們的身體使用或代謝，所以會隨著尿液排出。如果在尿液中檢測到大量分子較小的甘露醇，就表示腸道很健康。但如果檢測出大量的乳果糖，就表示腸黏膜變鬆，滲透力增加了。

這個檢查的費用比較便宜，檢查的方法也較簡單。十多年前，韓國大學醫院曾經以實驗為目的做過這類的檢查，現在一般的醫院也都能做這樣的檢驗。（編按：這項檢查目前在台灣也很普遍，但屬於自費項目，讀者可依需求至各大醫院或健檢中心接受檢查。）

2 過敏性疾病——九成以上的患者，腸道都充滿毒素

現在越來越多人為過敏性鼻炎、過敏性氣喘、過敏性結膜炎等過敏問題所苦。過敏性疾病增加的原因很多，其中之一就是進入腸道的毒素比過去更多所致。即便腸道內有許多免疫細胞，但毒素的數量若是太多，還是會難以抵擋，最後出現缺口，使毒素得以穿過腸黏膜進入體內。再加上免疫系統因為經常和毒素戰鬥而虛弱，導致無法發揮正常免疫功能，進而引起過敏反應或是敗給毒素。

這便是在告訴我們，過敏和腸道有著密切的關係。事實上，大多數有過敏問題的患者，其腸道狀況都不好。

醫院治療過敏性疾病的方法大致相同，多半是先檢查出引發過敏的抗原，再開立處方藥物。這些藥物大多是抗組織胺，是為了清除過敏抗原進入體內時，身體為了消滅這些抗原而分泌的組織胺，或者是抑制免疫細胞的免疫抑制劑，這些

藥物雖然可以立即減緩症狀，但長期使用會使免疫力變差。

找出引發過敏的抗原，採取適當的藥物治療固然重要，但如果想根治過敏，就必須要治療腸漏的問題。**清潔腸道、幫助增加益菌，腸黏膜才會再次變得厚實緊密，阻擋毒素的入侵。**

▼吃太多麵包、麵條，導致過敏性鼻炎

剛邁入四十歲的李女士長時間受過敏性鼻炎所苦，因為鼻炎實在太嚴重，所以總是隨身攜帶鼻炎藥。基本上每天都要服藥，因為在公司上班時，經常會突然開始流鼻水、打噴嚏，這時候盡快吃藥就能減緩症狀，所以不得不隨身帶藥。

「妳是不是經常覺得腸胃不舒服？」她已經在其他醫院檢驗出有急性過敏問題，沒有其他的異常狀況，不過，為了解她的腸道健康狀況，我還是問了這個問題。因為過敏性鼻炎患者，大多都有腸漏症的問題。

「雖然一直受鼻炎所苦，但是沒什麼腸胃問題，消化很正常，兩天一定會排便一次。」李女士沒有意識到這個問題的特殊性，但腸道不健康的症狀其實很不明確，很多時候看起來都跟腸道沒有直接的關聯性，所以我才會建議患者要做「慢性過敏檢驗」。因為在急性過敏的檢查中沒有異常，我覺得很有可能是慢性過敏所致。

慢性過敏的檢查結果顯示，李女士對麵粉裡的蛋白質，也就是對麩質過敏。她本人嚇了一跳，因為她一直以來都很愛吃麵包，愛到就算一天三餐都吃麵包，也完全不會想念白飯的程度。除了麵包之外，她也很愛吃麵。對麩質過敏，卻把麵包和麵條當主食來吃，多少可以推測出她的腸道有多辛苦。

慢性食物過敏不會立刻有反應，是經過長時間，一點一滴累積而成，一旦超過身體可承受的範圍時才會出現症狀。所以她做夢也沒想到，對麵包跟麵條過敏竟然會引發鼻炎。但一直不斷攝取導致過敏和發炎反應的麵包與麵條，也讓她的腸道在不知不覺間越來越脆弱，很可能就是這樣才會發展成鼻炎。

如果鼻炎是對麵粉過敏引起，那最好還是戒掉麵粉。但因為她非常喜歡麵包，所以要戒掉麵粉不是件容易的事。我建議她至少戒除麵粉一週，李女士雖然沒有自信，但為了遠離過敏性鼻炎，她願意嘗試。為了讓這段時間受麵粉所苦的腸道恢復健康，她開始早晚吃流質食物，只有午餐吃韓式料理。

一週後她回診了，並驚訝地表示過敏性鼻炎改善了不少。症狀好轉後，一開始連忍耐一週都有些為難的李女士，主動提議說想繼續嘗試。於是又再持續了兩週，李女士終於從長時間與她相伴的過敏性鼻炎中解放。

通常有過敏的患者，只要停吃造成過敏的食物，並搭配腸道修復計畫，效果就會更顯著。因為一旦腸道健康、免疫力提升，慢性過敏的症狀就會變得不明顯。腸道修復計畫最基本的工作，就是清潔腸道並增加益菌數量。李女士在三週內，除了不吃麵粉，同時搭配上述腸道計畫，最後得到令人滿意的結果。

過敏是慢性疾病，即使症狀好轉，繼續吃引發過敏的食物就會復發。當然腸道變強壯之後，即使復發也不會像以往那麼嚴重，但還是要隨時注意及管理。李女士的症狀好轉後，偶爾還是無法戰勝誘惑，會享用麵包及義大利麵，然後再度出現鼻炎症狀。但或許是她吃的麵粉跟以前相比少了很多，腸道也強壯了不少，所以症狀沒那麼嚴重，只要她重新堅定自己、注意麵粉攝取量，症狀就會緩和。

「不吃麵粉雖然很痛苦，但知道這是引發鼻炎的原因後，我反而釋懷了。光是知道自己該注意什麼、該怎麼做，就讓我安心不少。」要完全不吃自己喜歡的食物，並不是一件容易的事，硬是忍耐反而會帶來壓力，或是導致暴飲暴食等反效果。在一開始幫助腸道恢復健康、過敏性鼻炎症狀緩和之前，要避免造成過敏的食物，等到身體好轉之後，再少量攝取。腸道恢復健康後，過敏反應的臨界值就提高了，所以一次只吃一些還是能被承受。

從李女士的情況來看，在腸道變健康後，臨界值也跟著提升了。通常她都會克制不吃麵粉製的食品，但一個月會給自己一次機會享用麵包或義大利麵，以獎勵辛苦忍耐的自己，這就是不會讓過敏性鼻炎復發，並逐漸找回健康的案例。

▼腸道變乾淨後，消化力變好、身材更精實了

過敏性鼻炎患者在換季時會非常痛苦。三十歲後半的韓先生也是因為過敏性鼻炎，所以每到換季時，就會像小朋友一樣鼻涕流不停。因為會不分時間及地點流鼻涕，生活上也遭遇許多不便。之後他在太太的建議下，開始了腸道修復計畫。他太太也曾為過敏性鼻炎所苦，但執行腸道修復計畫後，症狀改善很多，便建議韓先生也試試。即便如此，韓先生一開始仍然抱著半信半疑的態度。通常腸道狀況不佳，消化不太好的人腹部都會比較大，所以他是帶著即使無法治好過敏性鼻炎，至少可以改善腸道健康的期待而開始接受治療。

可能是因為比較年輕的關係，所以很快就看到成效。開始腸道修復計畫一週後，他開始覺得腸胃比較舒服，原本隆起的腹部也漸漸變小，過敏性鼻炎的症狀也好轉不少。他原本對溫度很敏感，只要溫度有一點變化，就會咳嗽、流鼻水，但現在只要溫差不會太大，就不會出現過敏症狀。

當三週的腸道修復計畫快結束時，他已經改善到不太會出現過敏性鼻炎的症狀了。腸道變健康後，過敏性鼻炎的症狀也跟著緩和，但更讓韓先生開心的是，他的身材變好了。他的身高一百八十一公分，六十八・七公斤，算是正常體重。體脂肪只有九・九公斤，並不算多，不太需要調整體重。當腸道修復計畫結束之後，他的體重雖然沒有改變，但肌肉量稍微增加了，脂肪則

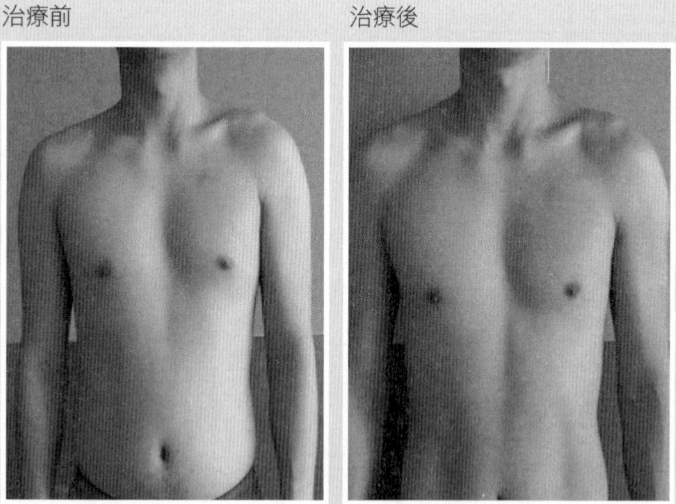

體重雖然沒有改變，但肌肉和脂肪的比例改變了，身材變得精實。

變少，整個人看起來像瘦了一圈，肌肉也更結實了。尤其是少了腹部脂肪後，腹肌看得更清楚，身材完全不輸健美先生。

腸道修復計畫結束後，原本愛喝酒的韓先生開始比較少喝酒，努力維持腸道健康。過敏性鼻炎好轉帶給他很大的動力，但我想或許是因為他想一直維持好身材，所以才努力堅持。過了一年後他的身材仍然保持得很好，這就是維持腸道健康、好好管理過敏性鼻炎的證據。期待他即使到了四十或五十歲，也能一直擁有健美的身材。

3 自體免疫疾病——腸道不佳，免疫力也不會好

很多人以為過敏和自體免疫疾病相同，因為症狀相似，疾病發展的進程也很類似，所以會這樣想也是正常的。不過過敏和自體免疫疾病雖然類似，實則不同。雖然兩者都是因為人體免疫系統沒有正常運作所致，但過敏是基於某個明確的原因，而使免疫系統過度反應，而自體免疫疾病的原因卻不明確，且不僅只是免疫系統過度反應，而是會把正常的細胞誤認為是敵人並進行攻擊。

雖然兩者的症狀一樣，但還是必須了解問題的成因。從這個角度來看，自體免疫疾病或許可說是比過敏更難治療的難症。雖然不知道明確的原因，我們還是可以確定，自體免疫疾病確實與腸道健康有著密切的關聯性。人體七〇％的免疫細胞集中在腸道，一旦腸道不健康，免疫力就會變差，自體免疫疾病就會更嚴重。自體免疫疾病的成因雖然各不相同，但若想根治，關鍵就在腸道。

▼難治的異位性皮膚炎，因修復腸道而好轉

異位性皮膚炎常見於免疫力較差的兒童身上，但最近也有為其所苦的成年人。成人的異位性皮膚炎大多是小時候有得過，長大再度復發，但最近也開始有過了二十歲之後，突然得異位性皮膚炎的患者。崔先生就是在退伍之後突然得了異位性皮膚炎，並困擾他好多年。他原本想在服完兵役後就專心學業、領獎學金，畢業之後盡快就業，但沒想到整個計畫被異位性皮膚炎打亂。雖然想讀書，卻因為皮膚搔癢而無法專心，到了晚上搔癢更嚴重，為了抓癢會醒來好幾次。

他說回想起來，好像從高中時就開始有異位性皮膚炎。他原本個性就比較敏感，只要有壓力，就容易脹氣、消化不良。這樣的他要承受大學入學考試的壓力，實在有點勉強。本身已經吃不好，腹部又總是脹脹的，然後還經常腹瀉。高中三年過完之後，體重掉了六公斤。原本就很瘦的他，經歷一番折騰後，看起來真的骨瘦如柴。

或許是因為考上大學後心情比較輕鬆，肚子沒那麼不舒服，體重也稍微增加了。但平靜只是一時的，他在讀完一年級後入伍，又再次開始與壓力對抗。服役約一年左右，又開始有異位性皮膚炎的症狀，退伍之後症狀嚴重到皮膚會生瘡、出水。從那時起，他便頻繁進出醫院長達數年，一直認真塗抹醫院開的藥膏，也到中醫診所抓藥服用，但什麼藥都沒效。有人要他別吃油膩的食物、麵粉、速食，所以他也曾經好幾個月只吃白飯和蔬菜。已經這麼努力了，但症狀總是稍微好轉後又繼續惡化，就這樣持續好多年，令他身心俱疲。

無論再怎麼努力也好不起來，那份焦慮及害怕令崔先生很痛苦，他抱著姑且一試的心態來到我看診的醫院。我建議他進行腸道修復計畫，他原本腸道狀況就不好，又因為長時間的壓力和異位性皮膚炎，而使腸道健康更加惡化。異位性皮膚炎是一種自體免疫疾病，腸道不健康就很難治療。

崔先生已經試過所有能做的治療，因此對腸道修復計畫的效果半信半疑，但還是決定一試。由於他有嚴重的異位性皮膚炎，所以計畫較嚴格。要完全禁食麵粉、油膩食物、速食，連續一週補充膳食纖維與維生素，主要吃煮熟的蔬菜和水果製成的流質食物。到了第二週，只有午餐吃韓式料理，缺乏的營養則透過保健食品補充。

腸道修復計畫的效果在第二週快要結束時開始顯現。原本會一直生瘡水的手腳開始癒合，搔癢的感覺也減輕了。以流質食物為主食雖然讓他瘦了些，但腸道完成解毒之後，皮膚卻比過去更有光澤，最重要的是他的排便更順暢了。雖然只吃流質食物，但幾乎每天排出的糞便都很健康，肚子也不再那麼不舒服。

通常腸道修復計畫都是以三週為單位，崔先生則是進行了十二週。一方面是因為異位性皮膚炎很難根治，再加上他一直以來腸道狀況都不好，免疫力很差，所以如果只進行三週，很難讓腸道完全恢復。前三週嚴格執行計畫，接下來的三週，則是一餐吃流質食物，兩餐以韓式料理為主。雖然不吃容易導致過敏的紅肉，但可以吃一些雞肉、鴨肉等白肉或魚肉。

過了六週之後，崔先生的異位性皮膚炎有了顯著的改善。雖然因為長時間罹患異位性皮膚炎留下一些疤痕，但因發炎而泛紅的皮膚開始恢復正常，也幾乎不會感覺搔癢了。不過因為個性太過敏感，所以還是需要小心調理。精神壓力會直接對腸道造成影響，即使藉著腸道修復計畫讓腸道恢復健康，但若承受不住精神上的壓力，又可能再度惡化。崔先生也明白自己的個性，所以一直很努力做好壓力管理，盡可能不讓自己有負面想法，而是往正面樂觀的方向思考，也開始做冥想訓練，因此他的精神比以前更堅強。只要像現在這樣好好照顧自己的身心，相信他就不會再度因為異位性皮膚炎，而使日常生活陷入混亂。

▼有甲狀腺問題的患者，必須禁食麵粉

五十歲後半的洪女士為了減肥而前來求診。五十歲正是開始會關注健康的年紀，洪女士也不例外，她平時只吃有機農產品，也很認真騎腳踏車、照顧健康。

「我生孩子之前還很苗條，但生了三個孩子之後就開始變胖，現在不管做什

麼都瘦不下來。」洪女士的臉上滿是委屈。雖然很努力但還是沒變瘦的她，可能是聽說幫助腸道解毒就有機會瘦下來，所以才來求診。雖然一方面是想要找回昔日的窈窕身材，但最大的原因應該是變胖之後身體很沉重，移動時非常不方便，所以才會想減肥。

「肥胖」是最具代表性的亞健康症狀，因為隨時都可能發展成疾病，所以必須特別小心。果不其然，我們只做了簡單的檢查，就發現洪女士的狀況已經不再只是亞健康，而是幾乎要生病了。血壓和血糖已經逼近生病的水準，高血脂症也非常嚴重，其中最嚴重的就是甲狀腺。甲狀腺是掌管各種代謝的能量工廠，會配合身體的狀況，控制甲狀腺荷爾蒙的分泌量，並將甲狀腺荷爾蒙維持在一定的濃度，但洪女士的甲狀腺荷爾蒙濃度卻很低。

「甲狀腺功能低下」是一種自體免疫疾病。除了甲狀腺功能低下之外，甲狀腺功能亢進也會讓免疫系統誤以為甲狀腺組織是敵人，進而對甲狀腺展開攻擊。甲狀腺亢進會分泌過多的荷爾蒙使人暴瘦；甲狀腺低下則會導致代謝所需的荷爾蒙不足，進而使人變胖。洪女士就是因為甲狀腺功能低下，才會無論怎麼努力都無法變瘦。和大多數的自體免疫疾病一樣，甲狀腺功能低下和腸道也有很大的關係。洪女士的腸道健康並不好，雖然沒有很愛吃肉，但卻很愛外食。在家雖然會使用有機農產品料理，但因為喜歡外食，所以會跟三五好友一起造訪名店。尤其喜歡麵粉，更經常吃義大利麵、刀削麵等麵食。

麵粉不好消化，會為腸道帶來負擔，所以腸道不好的人要少吃麵粉，但洪女士卻一直在吃麵，腸道狀況自然不好。原本她就經常脹氣，吃了麵條之後，脹氣會更嚴重，顯然麵粉不適合洪女士。根據最近發表的一份報告指出，**麵粉中的麩質會使小腸的腸壁變鬆，讓毒素更容易進到體內**。

「甲狀腺功能低下一定要吃藥嗎？我母親也有甲狀腺功能低下，真是讓人擔心。」因為有相關的家族病史，也讓洪女士非常擔心。雖然甲狀腺荷爾蒙的數值偏低，但也無須立刻投藥，所以我建議她先進行腸道修復計畫，視結果再決定下一步。

我叮嚀她在進行計畫的過程中，必須完全不吃麵粉，因為麵粉對腸道狀況不佳者，或是深受甲狀腺問題所苦的人來說無益。這是因為構成麵粉麩質成分的穀膠蛋白，其結構跟甲狀腺非常相似，所以當免疫系統把麩質當成敵人進行攻擊時，無辜的甲狀腺就會遭受波及，這可能會使甲狀腺被破壞，症狀更加惡化，所以一定要戒掉麵粉。

腸道修復計畫進行三週後的結果讓人非常滿意，血壓和血糖都下降了，中性脂肪的數值也降低不少，甲狀腺荷爾蒙的濃度跟三週前相比提升許多，體重也少了四公斤。五十多歲要瘦身其實不太容易，但藉由腸道修復計畫清潔腸道，並提供適當的營養，幫助腸道恢復機能之後，原本很難減的體重終於出現變化。親眼確認這些改變的洪女士，開始更認真執行腸道修復計畫。可能是因為體重開始減少後，改變的速度就會越來越快，光是兩個月她就瘦了十公斤。雖然瘦得很快，但因為有持續補足充分的營養，所以慢性疲勞消失了，身體也變得更輕盈。

最重要的是，洪女士的甲狀腺荷爾蒙數值恢復正常，這讓她非常開心。當初她擔心母親可能要一輩子吃甲狀腺荷爾蒙的藥物，所以看到自己有這樣的結果，讓她更開心。每個人的甲狀腺大小都不同，有些人的甲狀腺大小天生就很剛好，但也有些人的甲狀腺略異常，尺寸會比標準稍微大一些，這會造成甲狀腺亢進或低下。以洪女士的情況來看，她就診時的甲狀腺正漸漸變大。人變胖之後，甲狀腺就必須製造更多荷爾蒙，所以甲狀腺的負擔會比正常體重時更大，這種甲狀腺負荷過大的時間一拉長，甲狀腺就會持續變大。經過檢查，變大的甲狀腺在為期三個月的腸道修復計畫結束之後，恢復到正常的大小。而洪女士也藉此再一次深刻體會到，想維持甲狀腺健康，腸道就必須要強壯。

▼嚴重腸漏時，會導致皮膚出現乾癬

皮膚長出紅色的斑點，同時又會產生白色的角質，這是一種叫做「乾癬」的皮膚病。主要會出現在手肘、膝蓋、臀部、頭皮等經常受到刺激的部位，容易搔癢、起水泡並感到疼痛，同時還要承受別人投以異樣的眼光，是非常難受的事情。

曾經有一位乾癬非常嚴重的患者來就診，他是剛邁入四十歲的金先生，手上的乾癬特別嚴重。「我得乾癬已經四、五年了，一直都有在皮膚科治療，但完全沒有好，才想說可能不是外在的問題，而是內在的因素，所以才來內科看診。」他如此說明。

不只是乾癬，受皮膚疾病所苦的患者，很多人都會像金先生一樣來求助內科，就診前的經歷大多都很類似。一開始會去皮膚科，拿到醫師開的藥膏之後，很認真地塗抹。塗抹藥膏的時候感覺好像有變好，但通常到最後病況還是沒有好轉。也有很多患者會到中醫診所治療，並服用中藥，但也沒有什麼明顯的效果，接著就帶著最後一絲希望來到內科。

和患者所想的一樣，乾癬並不是因皮膚問題而起的疾病。乾癬是免疫系統將皮膚的正常細胞當成敵人，對皮膚細胞進行攻擊的自體免疫疾病。雖然還沒找出完整的原因，但大體來說是免疫細胞中的 T 細胞過度活躍，分泌出來的免疫物質會刺激皮膚的角質細胞，使角質細胞過度增生，進而引起發炎反應。**家族遺傳是罹病的主要原因**，如果家人曾經得過相同病症，本人就很有可能罹患乾癬。

金先生沒有家族病史，應該是環境導致免疫系統異常。他是一位在貿易商船內的機輪室工作的工程師，機輪室很潮濕，空氣也不好，他就在如此惡劣的環境下工作超過十年。因為職業的關係，所以需要一直保持健康，這也讓他壓力很大。我推測是這樣的環境因素，而使他的免疫系統出現異常。

如同其他的自體免疫疾病，乾癬也和腸道有緊密的關係。不知道是因為他的工作必須非常專注、細心觀察，還是他天生的個性就是如此，金先生對每一件事情的態度都很負面、很容易起疑心。個性很敏感、容易有壓力的人，腸道的健康狀況自然不好。他們普遍有一點壓力就消化不良，晚上無法熟睡，身體經常感覺沉重、疲憊。

他看起來肝也不好。血液檢查後發現，雖然肝臟數值還在正常範圍內，但臉色黯沉，且有很重的黑眼圈。腸道與肝臟間有緊密的關係，即使肝指數正常，若腸道不好，肝臟自然也不會健康。金先生的首要之務，就是恢復腸道健康。當罹患腸漏症，毒素從腸道不斷進入體內、擴及全身時，最後會受到攻擊的地方就是「皮膚」。在體內四處流竄的毒素，會隨著大小便排出體外，也會透過皮膚排出。但腸漏症使得毒素過多，這些毒素無法透過皮膚排出，不斷累積在體內，進而發展成各種皮膚疾病，症狀也會更加惡化。

在進行腸道修復計畫初期，出現瞑眩反應，症狀看起來更惡化。他手上的乾癬範圍擴大，紅斑和角質也更多，使得金先生看起來更加不安。我解釋這是體內的毒素透過皮膚排出時，自然產生的現象，請他繼續執行計畫。計畫結束之後，乾癬看起來改善不少，紅斑與角質也都消失了，乾癬的範圍縮小很多。原本黯沉的臉色變亮，皮膚開始有了光澤。症狀雖然緩和不少，但只花三週的時間，實在不可能把四、五年的病治好。金先生也答應，會繼續進行兩個月的腸道修復計畫，終於讓乾癬完全消失。

「因為乾癬，我真的很不喜歡在外人面前伸出手，但現在可以抬頭挺胸地跟人握手了，真的好開心。」

我對像孩子一樣開心的金先生說，如果不好好保養還是可能會復發，未來也要繼續照顧腸道健康，避免免疫力再度下降。

▼除了乾癬，白斑症也是因腸漏所致

白斑和乾癬一樣，是因為免疫系統異常而產生的皮膚病。白斑症是皮膚長出一片一片白斑的疾病，雖然不會危害生命，但不太容易好，因為白斑而受他人注目的感受，也讓白斑症患者承受很大的精神壓力。

申小姐在剛上大學時得了白斑症。一開始是手肘的部位出現白色的斑點，由於斑點不大，所以她不以為意。但後來長白斑的地方越來越多，脖子上也開始出現斑點，從二十五歲開始，她連夏天都不穿短袖，也不穿需要露出脖子的衣服。

和受乾癬所苦的金先生一樣，申小姐在皮膚科接受過雷射治療，也曾經服用中藥，但都沒效。過去總是在剛開始治療時稍微好轉，但沒過多久又故態復萌，一直到現在三十多歲了，著實讓她吃了不少苦頭。

自體免疫疾病跟腸道有很密切的關係，我問她是否平時就容易腸胃不舒服，她說：「到醫院做超音波檢查時，醫師說我有脂肪肝，但我不知道腸胃實際的狀況。」通常肝不好，腸就不好，申小姐很苗條，也完全不喝酒，實在不太可能有脂肪肝。但如果腸道不健康，毒素穿透腸黏膜而外漏，之後進入肝臟而引起發炎，確實看起來就會如同肝臟發炎般。

雖然沒有發展成腸漏症，但她的腸黏膜非常脆弱，壞菌的比例也非常高。為了恢復腸道健康，我建議她進行腸道修復計畫，申小姐抱著死馬當活馬醫的心情，開始了這個計畫。為期三週的計畫結束之後，申小姐的白斑症真的好轉許多。脖子上的白色斑點已經縮小不少，淡化到眼睛幾乎看不見的程度，原本占據整個手肘的白色斑點也有所改善，申小姐對此又驚又喜。腸道修復計畫結束之後，她也持續實踐維護腸道健康的生活療法，這也使她的問題沒有繼續惡化。

▼排毒並補充營養，紅斑性狼瘡也能自癒

年約三十歲的孫小姐在幾年前確診有狼瘡（全名：全身性紅斑狼瘡症），一直持續進行藥物治療。她來就診時，兩側的臉頰都紅紅的，所以我推測她是狼瘡患者。她說：「可能是狼瘡藥的藥效很強，吃了幾年之後發現我的腸胃好像因此變差。消化很不好，只要稍微活動就會累。剛開始吃藥時還算有效，但現在就算吃藥還是會覺得很痛。」

狼瘡是免疫系統異常，而使全身發炎的自體免疫疾病，代表症狀就是皮膚起紅疹，嚴重時臉上甚至會出現類似蝴蝶形狀的紅暈，孫小姐還沒有嚴重到這個程度。臉雖然有點泛紅，但還不到會引人注目的程度，不過或許是因為她才三十歲，所以臉上的紅暈讓她壓力很大。

除了皮膚起紅疹之外，狼瘡還會引起其他症狀，像是關節痛、肌肉痛，都是狼瘡患者常見的問題。由於疼痛的程度很強烈，通常都要服用能強力止痛的類固

醇。孫小姐的關節痛與肌肉痛問題都很嚴重，已經服用類固醇好多年了。類固醇的效果顯著，但副作用也很強，長期服用其實對身體不好。但因為別無他法所以只好依賴類固醇，可是最近卻連類固醇都開始失效，身體一直消瘦，所以才來到我們醫院就診。

就跟所有自體免疫疾病一樣，狼瘡也是很難根治的病，但不需要因此感到害怕，只要好好照顧保養，就可以過著健康的生活。我判斷孫小姐因為長期服用類固醇，使得肝臟變得比較脆弱，腸道也累積了很多毒素。毒素是使疼痛加劇的主因，通常進行腸道修復計畫後能達到解毒效果，但孫小姐的毒素已經隨著血管流遍全身，使疼痛加劇，所以還要搭配幫助血管清毒的療程。

從血液的發炎數值來看，她的狼瘡有點嚴重。就診時孫小姐的狼瘡嚴重程度是中等，幫腸道跟血管排毒後，發炎指數降低不少，可見只要清除毒素，症狀就能好轉。腸道修復計畫的基本原則，就是解毒和供給營養。解毒的同時，也搭配服用能使腸道健康的營養劑，計畫進行的時間越長，症狀的改善就越顯著。在腸道修復計畫開始兩個月後，她已經恢復到幾乎感覺不到疼痛的程度，臉上的紅暈也淡了不少。

但是，絕對不能因為症狀好轉就掉以輕心，如果不持續注意，一定會再次惡化，**尤其是狼瘡，最重要的是「提供充足的營養」**。狼瘡是一種會讓全身發炎的疾病，消耗的能量也很多，所以一旦營養不足，症狀就會更嚴重，危險性也就更高。

孫小姐在腸道修復計畫結束之後，依然持續服用營養劑，補充可以減緩發炎反應的維生素與礦物質。一週內會有一天只吃流質食物，淨化腸道。因為除了供給身體足夠的營養之外，不讓毒素累積在腸道內也很重要。因為這樣的努力，她的狼瘡症狀沒有繼續惡化，可以過著平安快樂的生活。

4 發炎及疼痛——因腸內毒素流遍全身所致

當毒素穿透鬆弛的腸黏膜而進入體內後，會走遍身體的每一處。毒素會跟血液一起流遍全身，從最脆弱的地方開始慢慢攻擊，導致生病，毒素集中攻擊的地方會發炎、疼痛，因此，伴隨著發炎與疼痛的疾病，大多是起因於從腸道外洩的毒素所致。

但很少有人知道，發炎與疼痛的原因是腸道產生的「毒素」。所以雖然為疼痛所苦、為各種發炎而難受，但如果告訴患者要先從治療腸道開始，大多數的人都會感到驚訝。

當然，導致發炎與疼痛的原因，不光只有腸道外洩的毒素而已。這是許多原因交互作用的結果，但只要清潔腸道、幫助恢復功能，症狀大多會改善。

▼因腸漏使免疫力下降，引發纖維肌痛症

剛邁入五十歲的朱女士，已經有好長一段時間總是莫名感到全身痠痛。起初只有脖子和肩膀痛，她以為是頸部椎間盤突出或是五十肩，所以曾到復健科就診，醫師說是肩膀肌肉僵硬，要她做物理治療並勤運動。

但不知道為什麼，時間越久疼痛就越劇烈，後來不光是肩膀，全身都開始痛。為了找出疼痛的原因，她做了各式各樣的檢查，包括X光、斷層掃描、MRI，甚至連風濕檢查都做了，卻找不出明確的原因。筋骨本身沒有任何問題，肌肉關節卻感到痠痛，那就可以懷疑是「纖維肌痛症」。為朱女士做檢查的大學醫院，也診斷她是纖維肌痛症。纖維肌痛症是一種慢性病，會讓肌肉與關節疼痛、僵硬，並伴隨慢性疲勞與失眠等。

纖維肌痛症可以說是免疫系統與神經系統受到干擾而引發的疾病，即使腸道毒素外洩，只要免疫系統與神經系統正常運作，就不會有太大的問題。但是免疫

系統若有異常，無法妥善處理毒素時，神經系統也會出現異常，並會對正常人不覺得痛的些微刺激，產生過度反應。

免疫系統與神經系統都和腸道有緊密的關係，人體七〇至八〇%的免疫細胞集中在腸道，常駐腸道的細菌和人體的神經系統有緊密的交流，負責分泌人體所需的荷爾蒙或神經傳導物質，如果分泌過量則會停止分泌。已有研究證實，**纖維肌痛症的患者，其中樞神經系統無法正常代謝血清素，進而使引發疼痛的物質增加，導致消除壓力的腎上腺皮質激素的分泌量降低**。

雖然患者被診斷為纖維肌痛症，但醫師主要開的都是抗憂鬱劑、止痛藥和抗焦慮藥、抗痙攣藥等。纖維肌痛症患者中，很多人同時患有憂鬱症，抗憂鬱劑不僅能減緩憂鬱症狀，同時也能舒緩肌肉，減少因神經系統問題而引發的疼痛，所以通常會優先使用，抗痙攣藥也是。

朱女士一開始很認真接受大學醫院的藥物治療，但吃藥卻沒有用，便開始尋求其他的方法，最後才來到我們醫院就診。我先請她做腸漏症的檢驗，果不期然，她有很嚴重的腸漏症。原本腸道健康就不好，疼痛加劇又讓她不斷服用止痛藥，更嚴重破壞腸道。我開了營養劑給她，讓她能藉著腸道修復計畫清除堆積的毒素，同時也幫助嚴重發炎的腸黏膜恢復正常。此外，不只是腸道，她的胃也不好，所以還搭配補充幫助消化的乳酸菌、膳食纖維、寡糖等益菌喜愛的營養素。

計畫開始兩週後，漸漸看到成效。她的疼痛減輕，整體狀況有了改善，不必吃止痛藥也能減輕疼痛，讓朱女士感到很神奇。兩個月之後，她已經恢復到幾乎不會痛的程度了。

▼口腔炎的起因是腸道，而非口腔

三十五歲的朴小姐從事電話行銷，可能是因為整天都要跟顧客說話，所以很容易得口腔炎。也可能是因為發炎的關係，使她經常覺得喉嚨不舒服，有時甚至說話聲音會變沙啞。

因為口腔經常發炎，每次都要去醫院也很麻煩，所以不知從什麼時候開始，就算發炎她也只是到藥局買藥膏來擦，或是服用消炎藥。

但從幾個月前開始，口腔炎變得越來越嚴重。無論是擦藥、吃藥都沒有用，發炎的範圍甚至擴及舌頭，使得她無法好好吃飯及說話。無法進食雖然很痛苦，但她從事一整天都需要說話的工作，說話有困難就無法繼續工作，於是她便暫時停職。就診時，朴小姐臉上滿是擔憂，因為長期受口腔炎所苦，很擔心可能是其他疾病導致口腔發炎，這讓她非常不安。

「口腔炎」是被細菌、病毒、黴菌感染，導致牙齦、舌頭、嘴唇、臉頰內側發炎的疾病。通常會依照發炎的原因再細分，**但大致上來說無論是哪一種口腔炎，都容易在免疫力較差時發生**。嘴巴原本就容易有許多引發疾病的壞菌進出，但並不是大家都會得口腔炎，原因就在於「免疫力的差別」。免疫力好的人即使壞菌進入嘴中，也可以靠免疫細胞攻擊並清除這些威脅，但對免疫力差的人來說，細菌進到體內之後便束手無策。

掌管免疫力的器官就是「腸道」，免疫細胞大多集中在腸道內，所以腸道健康不佳，免疫力就會變差。更大的問題是，若腸道狀況不佳，腸黏膜就會鬆弛，使得腸道中的毒素穿透黏膜在全身流竄。毒素接觸到的地方都可能生病，尤其以口腔最危險。口腔中原本就充滿許多來自外界的細菌，再加上穿透腸道的毒素，實在很難抵擋這樣的攻擊，這也是為什麼人處於亞健康的狀態時，經常會有口腔發炎的問題。

為了根治口腔炎，最重要的就是幫助虛弱的腸道恢復健康。因此，朴小姐是以清除腸道內堆積的毒素，並恢復腸內細菌的平衡為目標，展開腸道修復計畫。因為原本腸道的狀況就不好，所以還搭配補充讓腸黏膜變緊實的營養劑。

如果想要強化免疫力，除了幫助腸道恢復健康之外，還要供給相應的營養。最好的方法就是均衡攝取營養價值高的食物，但口腔炎患者因為口腔潰爛的關係，飲食確實有困難。無法進食就會導致營養不足，免疫力自然更差，進而陷入口腔炎越來越嚴重的惡性循環當中。

朴小姐有嚴重的口腔炎，沒辦法正常進食，為了避免營養失調，她必須搭配服用含有各種維生素、葉酸、鐵、鋅等礦物質的營養劑。此外，強化免疫力、減緩發炎症狀需要花時間，所以也搭配抗生素和口服清腸劑，幫助她盡快解決發炎問題。隨著腸道逐漸恢復、積極治療口腔炎等措施後，朴小姐也慢慢找回了健康。剛開始腸道修復計畫時，連流質食物都很難吞嚥，但過了一週後，她已經恢復到可以吃正常食物的狀態了。

辭職專心治療的這段期間，她每天一定會運動一小時，朴小姐原本從事情緒勞動的工作，壓力非常大，而這些壓力也確實影響了腸道健康。適當的運動不僅能夠幫助減輕生理上的壓力，也可以消除精神壓力，所以持續運動也能加快病情改善的速度。

當為期三週的腸道修復計畫結束時，她的口腔炎幾乎已經好了，也重新回到職場工作。由於工作本身就必須承受壓力，這也讓我很擔心，但朴小姐卻很坦然。她說：「院長，不要擔心，我會好好照顧腸道，做好健康管理。我現在也知道要怎麼面對壓力了。」

朴小姐有遵守她的約定，完全避開對腸道不好的食物，並且三餐規律、持續運動，每天都會吃對腸道有益的營養劑和乳酸菌。也因為這樣的努力，即使過了兩年也沒有復發，過著健康的生活。

▼腸道無法吸收營養時會引發代謝異常，使肩膀痠痛

因為消化不良、腹痛、腹部肥胖、腹瀉、便祕等症狀來就診的病患中，很多人都有肩膀痠痛或疼痛的問題。嚴重者其肩膀非常僵硬，就算不必開口說肩膀不舒服，也能看出肩膀有問題。因為慢性消化不良來就診的金先生就遇到這樣的情況。金先生是剛滿五十歲的上班族，因為是會計組的組長，所以業務壓力很大，再加上個性比較敏感，只要一有壓力就容易脹氣，但即使壓力不是很大，他也經常有消化不良、腹部脹氣的問題。

第一次到醫院看診時，金先生整個人縮在一起，即使肩膀盡量挺起來，肩膀和脖子之間的分界依然很不明顯。「您是不是脖子不舒服呢？」我詢問。「對，因為常常坐著打電腦，所以肩膀容易縮在一起，而且會很痛。這是職業病，不工作的時候就沒那麼嚴重。」他如此說著。

如同金先生說的，長時間以固定的姿勢坐著工作，肩膀確實可能會痠痛。但腸道不好，也會讓肩膀痠痛、抬不起來。肩膀之所以抬不起來，代表血液循環等代謝循環不順暢。但若腸道不佳，身體就無法好好吸收必要的營養，更無法阻擋毒素的入侵，使得毒素跟著血液一起流遍全身，這些毒素也成了妨礙代謝的原因。一旦循環差，肩膀就容易抬不起來，而肩膀抬不起來則會妨礙循環，導致消化不良，是惡性循環。

如果因為腸道狀況不佳，使肩膀痠痛、抬不起來，只要幫助腸道解毒，恢復正常功能，就能讓肩膀抬起，也不容易疼痛。但金先生的肩膀狀況真的太嚴重，所以我們先用注射治療來放鬆肩膀的筋膜，注射治療期間，金先生打了好幾次嗝。

原本抬不起來的僵硬肩膀漸漸鬆開，循環也變好，之前跟食物一起蓄積在體內的氣體也排出來了。

雖然用筋膜注射解決了肩膀抬不起來的問題，但這只是權宜之計，還是必須要恢復腸道的狀態，肩膀才不會再度抬不起來，所以我便建議他進行腸道修復計畫。上班族要進行此計畫，最大的障礙就是「聚餐」。金先生一週至少要聚餐一到兩天，酒精加上油膩的下酒菜，真的很難將腸道清乾淨。雖然很難避免，但我還是叮囑他三週內要避免聚餐。

最後腸道修復計畫成功結束了。金先生原本一直覺得肚子很脹、消化不良，現在變得很舒服，肩膀也確實抬得比以前高。原本是為了解決腸胃的問題來到醫院，現在卻連肩膀痠痛也治好，讓他笑得非常開心。

5 代謝症候群——吃太多垃圾食物，使毒素穿透腸壁

肥胖、高血壓、高血糖，或糖尿病、高血脂等，是成人很常見的疾病，若同時罹患超過三種，就稱為「代謝症候群」。代謝症候群雖然不會立刻對人體有致命影響，但長期持續，可能會造成腦中風、心肌梗塞等嚴重疾病，使生活品質變差。雖然病名不同，但是病根都一樣，所以一旦有了代謝症候群中的任何一種疾病，就會像骨牌效應般罹患其他疾病。同樣地，只要其中一種病好轉，其他的病也會跟著好轉。

代謝症候群跟腸漏症有很深的關係。代謝症候群基本上是攝取了過多飲食，但卻無法消耗這些能量所致，尤其是吃太多油膩的食物與速食後，發病的機率就會增加。引發代謝症候群的食物會加重腸道的負擔，並深受腸道內壞菌所喜愛。這些食物會使壞菌增加、腸道變脆弱，食物中的各種毒素則會穿透脆弱的腸壁在

體內循環，進而引發代謝症候群或使其惡化。正因為代謝症候群與腸道有密切的關聯，所以只要清潔腸道並恢復功能之後，大多數的人都會好轉。甚至有些原本在服用高血壓、糖尿病、高血脂藥物的患者，在腸道修復計畫結束之後，都減少用藥量或是不用再繼續服藥。

▼雖然認真控制血糖，但心臟卻越來越差？

糖尿病、高血壓、高血脂等代謝症候群之所以可怕，是因為如果長期置之不理，可能會造成心肌梗塞、狹心症、腦中風等致命的心血管疾病。如果患有代謝症候群，就應該積極控制血糖、血壓、膽固醇的數值，努力維持標準體重。

年約六十五歲的崔先生，在十年前確診為糖尿病，持續服用藥物、控制血糖至今。血糖若高，血液就會混濁黏稠，所以除了糖尿病藥之外，通常還會搭配服用阿斯匹靈。崔先生也一樣，不只是認真吃藥，還會控制飲食及運動。或許是因為這樣的努力，十年來血糖都控制得很好，沒有什麼問題。但心臟還是出狀況，最近也接受了擴張心血管的支架手術。

「我很認真控制血糖，但卻因為狹心症要動手術，真是不明白為什麼。因為覺得不能只依賴藥物，所以在別人的介紹下來到這裡。」他如此說著。其實只要減輕體重，就能大幅改善包括糖尿病在內的代謝症候群。但崔先生的體重其實很正常，在確診為糖尿病之前，體重也屬於正常範圍。一般來說，肥胖的人比較容易得糖尿病，但近年來出現許多體重正常，卻還是血糖偏高的糖尿病患者。

從某個角度來看，這類糖尿病患者更危險。因為這些患者的體重大多很正常，但脂肪偏多，肌肉量偏少。**長期罹患糖尿病會使身體無法正常吸收營養，肌肉會漸漸流失**。崔先生也是，手腳幾乎沒有肌肉，非常纖瘦，腹部因大量脂肪堆積而隆起。缺乏肌肉會使關節疼痛加劇，也會提升罹患骨質疏鬆症、骨折的風險。甚至有研究指出，肌肉量若減少，心血管疾病的發病機率也會增加。

想要減脂、增加肌肉量，就必須先幫助腸道恢復健康。腸道狀況不佳，即使服用營養價值高的優良食物，也會無法消化及吸收。腸黏膜因鬆弛使毒素進入血液中，就會使糖尿病惡化，毒素若堆積在血管中，則可能引發心血管併發症。

崔先生的腸道修復計畫為期三個月。第一個月時，一天中有兩餐是吃容易消化的流質食物，只有一餐吃飯（正常餐），為了讓腸道不要再堆積更多毒素，他戒咖啡、酒，也避開容易引發過敏的紅肉。我建議他也戒掉麵粉，但因為他本來就很喜歡麵粉，所以便以一週吃一、兩次為限的方式進行。

為了清潔因毒素而疲憊不堪的腸道，同時也要搭配服用營養劑與保健食品。除了適合六十歲男性的綜合維他命之外，還搭配輔酶 Q10、Omega-3、螺旋藻和膳食纖維、消化酵素等。此時一定要補充足夠的營養，腸道才會恢復得快，也才能夠長出肌肉。第二個月和第三個月時，則是早餐吃流質食物，午餐和晚餐吃正常餐。吃飯前十五至三十分鐘先補充膳食纖維，避免正餐吃太多。為了更有效率地長出肌肉，他也努力地補充品質好的蛋白質。另外他也很認真喝水，如果想幫腸道排毒、恢復健康，一天要喝足兩公升以上的水，尤其是糖尿病患者，缺乏水分時血液會變得更混濁，所以更應該多喝水。

三個月的腸道修復計畫結束之後，崔先生的改變非常驚人。雖然體重沒有太大的變化，但體脂肪少了很多，肌肉相對增加不少。剛開始變瘦時，脂肪跟肌肉都會一起減少，崔先生也不例外。但開始腸道修復計畫一個月時，他的體脂肪少了二・七公斤，肌肉也少了〇・四公斤，但計畫結束時，脂肪又再少了一・三公斤，肌肉卻增加了一公斤。感覺整個人身材變得更結實，臉上的皺紋也變少了，看起來就像年輕了十歲。

最重要的是，一直以來困擾他的糖尿病也有了改善。糖尿病患者每三個月要做一次糖化血紅素（HbA1c）的檢查。這個檢查是為了掌握紅血球內的血紅色糖化到什麼程度，通常數值必須要低於五・六才算正常，而糖尿病患者必須控制在七・〇以下。糖化血紅素的數值越低，出現併發症的危險性就越低。崔先生在開始腸道修復計畫之前，糖化血紅素的數值是六・五，計畫結束後降到五・六。他以前就控制得很好，但現在甚至降到跟標準值一樣了。

糖化血紅素數值降低後，崔先生便想要停掉之前服用的糖尿病藥，所以又再維持了三個月的腸道修復計畫，期間沒有服藥，而糖化血紅素則升高到六・四，並沒有太大的差異。數值雖然升高了〇・八，但這比腸道修復計畫前只服用糖尿病藥物的數值更低。腸道變健康後，血液也變乾淨，而血液循環順暢後，血糖自然就控制得更好。

但並不是清潔腸道後，療程就結束了。如果毒素再度入侵，腸道的健康隨時都可能再被破壞，所以要盡量減少毒素進入腸道的機會，並且努力將體內的毒素排出。崔先生後來也很認真控制飲食、持續運動，維持最好的體能狀況。雖然沒有什麼問題，但他一年會進行一次腸道修復計畫，現在他過著非常健康的生活。

崔先生在三個月內的糖化血紅素變化

糖化血紅素的檢查時間	檢查結果	備註
計畫開始前	6.5	服用糖尿病藥
計畫結束後	5.6	服用糖尿病藥
計畫延長三個月後	6.4	停吃糖尿病藥三個月

▼腸內肥胖細菌偏多，人就很難變瘦

五十歲後半的母親與剛滿三十歲的女兒一起來看診，母女的目標很一致，都是減肥。母親已經超過五十歲了，停經之後快速變胖，女兒則是生完孩子後胖了不少。母女為了減肥試了各種可能的方法，曾經逼自己不能飲食，也運動或服用減肥中藥，但卻沒什麼效果。

人會變胖，基本上就是攝取了比所需熱量更多的熱量所致。但近來也有研究指出，居住在腸道內的肥胖細菌，是導致肥胖的主因。腸道內的肥胖細菌如果偏多，就會提升人體對糖分及脂肪的吸收率，也會使抑制食欲的荷爾蒙瘦蛋白的分泌較不活躍，進而導致暴飲暴食。

肥胖細菌過多，代表腸道細菌的平衡被打亂。檢查這對母女的腸道狀況之後，發現肥胖細菌等壞菌的比例偏高，所以也推測兩人因為肥胖細菌的關係，長時間暴飲暴食，使得腸黏膜發炎，患有腸漏症。**大多數腸道健康不佳的患者，肝也不好，**

在經過超音波檢驗之後，發現母女都有脂肪肝，除了油膩飲食外，白米飯其實也是導致脂肪肝的原因之一。兩人的膽固醇數值也偏高，雖然不到需要吃高血脂藥的程度，但若持續如此的亞健康狀態，很快就會發展成高血脂症。

肥胖、高血脂症、脂肪肝等，全都是因為脂肪太多而衍生出來的疾病。只要降低體脂肪，這些疾病自然就會好轉。雖然必須將體內過多的營養排出，但同時也要補足缺乏的營養，這樣在瘦身時，身體才能恢復健康。

我們在有機酸檢驗中發現，兩人體內缺乏許多營養，主要是維生素與鈣、鋅等礦物質。於是第一步便是清潔充滿壞菌與毒素的腸道，並補充缺乏的營養及可清除肥胖細菌的乳酸菌。由於母女都有嚴重的便祕，所以也搭配服用膳食纖維。

展開計畫之後，女兒在三週內就瘦了五公斤，運動量沒有增加，也沒有刻意餓肚子，只靠腸道修復計畫就能瘦下來，真的讓她又驚又喜。瘦下來的同時，也改善了脂肪肝與高血脂症，尤其是壞膽固醇（LDL）指數從二〇一降到一〇六，有非常顯著的改變。母親雖然也進行腸道修復計畫，但效果較緩慢。三週後只瘦了兩公斤，膽固醇指數雖然降低了，但最重要的目標，也就是減重效果卻不如預期，這也讓她有點失望。

但在接下來的三週腸道修復計畫之後，母親的狀況也改善了。後來她又再瘦了五公斤，身材也有明顯的改變，最重要的是，原本集中在腹部的脂肪大幅減少，又可以看到腰線了。母親跟女兒一樣都有高血脂症，尤其中性脂肪（TG）的數值很高。中性脂肪的數值要低於一五〇才算正常，而母親原本的數值竟高達一二二三，幸好在計畫結束後不僅變瘦，中性脂肪的數值也大幅下降到一四五，好膽固醇（HDL）的數值則從三十四升高到四十。

除了變瘦，也改善了高血脂症與脂肪肝，但最讓這對母女感到喜悅的，是現在終於找到有效又同時可維持健康的瘦身方式。尤其是了解肥胖細菌的存在，可說是最大的收穫。

腸道修復計畫結束後，母親的健康數值變化

分類	計畫前	計畫後
中性脂肪	1,223	145
好膽固醇（HDL）	34	40

6 憂鬱症——保持腸道健康，情緒也會好轉

腸道健康狀況不佳時，可能會導致許多疾病，也可能使很多症狀更加惡化。我們甚至可以說，幾乎所有的疾病都與腸道有關，只是有些病和腸道有緊密的關聯，有些病的關聯性沒那麼強而已。我任職的醫院是主治內科，所以很少接觸到看起來跟腸道沒有直接關聯的疾病案例。但很多人都是腸胃不舒服來就診，經過腸道修復計畫之後，反而改善了一些原本不在預期內的症狀。每次遇到這類案例，我都會再一次感受到腸道健康究竟有多麼重要。

剛邁入五十歲的朴女士，因為腸胃不適來就診。年輕時她不曾有過腸胃問題，但停經後開始有消化不良、便祕等症狀。

「我的消化不太好，但又貪吃，所以總是愛到處亂吃。明明吃很多，但卻不太會跑廁所，可能是因為這樣所以才不斷變胖。」她述說著自己的症狀。

「妳平時有在吃什麼藥嗎？像是高血壓藥或是糖尿病藥之類的？」我詢問著。

「沒有，我血壓跟血糖都很正常，除了憂鬱症藥之外，就沒有再吃其他的藥了。」她如此回答。

更年期女性常有代謝症候群的問題，腸道健康一旦變差，罹患代謝症候群的可能性也會提高，體重多少會增加，但不算是大問題。不過這位女士因為更年期憂鬱症太過嚴重，所以醫院有開憂鬱症藥給她。服用憂鬱症藥物可能會有的副作用之一就是便祕，我詢問她開始便祕的時間點，果然和服用憂鬱症藥物的時間點差不多。

能讓人感到快樂的荷爾蒙血清素，大部分都是由腸道製造，所以腸道狀況不佳，心情就容易憂鬱。當然，憂鬱症的成因非常複雜，尤其是更年期憂鬱症，同時也受到停經導致的荷爾蒙變化影響，所以我們很難斷定是因為腸道不好而導致憂鬱症。

朴女士不是因為憂鬱症，而是為了治療腸道來就診，因此我先專注治療腸道，以恢復健康為首要之務。朴女士很喜歡吃甜食跟油膩的食物，吃了甜食心情會暫時變好，但對腸道不好，油膩的食物也是一樣。她攝取過多碳水化合物與脂肪，但卻缺乏幫助受損細胞再生、排毒所需的維生素與礦物質。

我們除了建議她進行三週的腸道修復計畫之外，也搭配補充大量維持腸道健康必要的營養及乳酸菌。過了一週之後，她開始覺得腸胃比較舒服，也不再那麼容易嘴饞，但便祕的情況並沒有什麼改變。她一天會喝兩公升的水，也攝取大量的膳食纖維，但依然持續便祕，由於她推測可能是憂鬱症藥物的副作用，所以便從第二週開始中斷服用憂鬱症藥，之後她每天會規律地排便一次，腸道恢復的速度也變快了。

▼腸道變健康，憂鬱就會消失

腸道好轉的同時，憂鬱症也跟著改善。雖然沒有吃憂鬱症藥，但卻不像以前那樣有氣無力，心情不斷起起落落。雖然偶爾會短暫陷入憂鬱，但已經恢復到憂鬱情緒不會一直持續的狀態。我們不能只把憂鬱症當成是單純的精神問題，但可惜的是，目前大多還是靠藥物來治療憂鬱症，但從朴女士的例子中可發現，憂鬱症藥物會對腸道健康有負面影響，這可能會使腸道健康狀況變差，憂鬱症反而更嚴重，陷入惡性循環。

當然，憂鬱症的成因很多也很複雜，不是說腸道健康狀況不好就一定會得憂鬱症。不過無論一開始得憂鬱症的原因是什麼，只要能夠保持腸道健康，憂鬱症就能得到一定程度的改善。所以，在將憂鬱症當成是精神問題，開始服用藥物之前，應該先檢查腸道的健康狀況。如果腸道恢復健康，但憂鬱症仍持續沒有改善，之後再開始服用憂鬱症藥物也不遲。

7 不孕症——環境使體內充滿毒素，自然不易受孕

很多夫妻受不孕問題困擾，不孕症的原因很多，但我們絕不能忽視日益增加的毒素所帶來的影響。空氣被汙染，土地和海洋也無一倖免，在受汙染的土地上，呼吸著骯髒汙濁的空氣成長的作物，也充滿了毒素。這些作物跟過去在乾淨環境下長大的作物相比，本身就含有眾多毒素，若再做成加工食品，搭配各種食品添加物之後，就成了更致命的產品。

身體若不健康，自然無法順利懷孕，即使懷孕也容易流產。我們每天都透過空氣、食物，在體內累積大量毒素，如果不好好解毒，不管怎麼努力都無法懷孕。洪女士（四十歲）和田先生（三十九歲），就是一對曾受不孕症所苦的夫妻。因為晚婚的關係，兩人希望一結婚就能有孩子，但卻一直無法懷孕。醫院說因為年紀比較大，很難自然懷孕，便建議他們做人工受孕。雖然在醫師的建議下嘗試人

工授精，但結果都不太好。就算好不容易受精成功，也因為受精卵無法著床而兩度流產。因為擔心再次流產，所以他們打算做試管嬰兒，但在這之前，兩人希望可以讓身體更健康些，所以便來到我們醫院看診。

流產的原因很多，受精卵的狀況不好時也會流產，但如果產婦不夠健康也可能會流產。檢查結果顯示，先生是典型的亞健康狀態，雖然沒有糖尿病，但糖化血紅素指數偏高，繼續置之不理就會發展成糖尿病，膽固醇數值也偏高，除了肥胖之外，血液中還檢測出重金屬。太太也做了血液檢查，沒有發現任何問題，不過雖然沒有肥胖問題，但卻有疲勞、便祕、憂鬱感等典型亞健康的症狀。

因此夫妻兩人開始進行腸道修復計畫，過程中補充了足夠的維生素與礦物質，從腸道開始清除體內堆積的毒素，讓腸道變得更強壯，使免疫跟解毒系統能正常運作。太太因為體內沒有重金屬，所以沒有進行能幫助排出重金屬的螯合劑注射[1]，

1 重金屬螯合劑注射是藉由螯合劑，與體內有害重金屬離子結合後產生螯合作用，並成為安全的螯合物，再經由腎臟排出體外，以恢復身體機能。

而是集中補充維生素 B 群。**維生素 B 群是人體解毒系統不可或缺的營養。**

在為期三週的腸道修復計畫結束後，夫妻做了試管嬰兒，也成功懷孕了。之前兩次都是懷孕還不到三個月就流產，但在做完腸道修復計畫之後平安地度過了懷孕的前三個月，他們終於可以擁有一個期待已久的孩子。

▼懷孕時要慎選飲食，避免毒素影響胎兒健康

母親的健康會對懷孕造成影響，也會影響胎兒。體內若有太多毒素，導致人體所需的營養不均衡，那即使好不容易懷孕，流產的危險性也很高。即使沒有流產，胎兒也無法以最好的狀態出生。在還是菜鳥醫師的時期，我也沒有想過孕婦的食物必須精挑細選，因為過去在學校學到的，都是孕婦吃下的食物在輸送給胎兒時，會過濾不好的成分，所以我認為懷孕時只要沒有吸毒、喝酒、抽菸，那不管什麼時候都可以進食，導致我在懷孕時喝咖啡，且也吃速食、油膩食物。

孩子出生之後，我才發現自己錯了。我的孩子有嚴重的異位性皮膚炎，最主要的原因是我吃的食物所致，我真的對他感到很抱歉。尤其是速食中的大量食品添加物，無異於毒素。此外，也因為大量攝取碳水化合物與脂肪，導致孩子的營養不均，但最大的問題還是跟著血液一起輸送給胎兒的毒素。

從懷孕開始到平安生出寶寶之前，媽媽的健康當然非常重要，但爸爸的健康其實也會帶來影響。雖然目前沒有重大疾病，但如果爸爸正好在亞健康的狀態下，那就應該要檢視自己的健康狀況，積極幫助身體排毒，導正營養不均的問題。如此一來，就能解決大部分不孕與流產的問題。

Chapter

4

進行腸道修復計畫前，要注意這些事！

修復腸道時，要先清空再填補

「好想把腸子拿出來，重新換健康的腸子進去。」這是一位曾經長期受腸道健康狀況所苦的病患所說的話，不知道到底要承受痛苦多久，才會說出這種話。但腸道健康不佳的人應該大多都懂，不管再怎麼努力，狀況都不會輕易改善。曾經試過吃整腸藥，也做過飲食控制，還很認真運動，但都沒有很快見效，也經常遇到看似好轉，但很快又惡化的情況。一直這樣反反覆覆，進而讓腸道恢復健康的希望也消失殆盡。

但只要努力，腸道確實可以恢復健康。如果你已經非常努力，但腸道仍然沒有好轉，那就表示方法有問題。如果需要確實能夠幫助疲憊、生病的腸道恢復健康的方法，我推薦「腸道修復計畫」。至今為止，已有許多患者嘗試腸道修復計畫，效果雖因人而異，但大家的腸道都比以前更健康。

隨著腸道狀況變好，患者也慢慢擺脫亞健康狀態，當然也改善了疾病。

▼先清空腸道，補充營養才能見效

腸道修復計畫的重點在於，清除對腸道有害的壞菌與毒素，補充有益腸道的益菌和營養。清空與填補都很重要，但「清空」的順序應該在填補之前。

如果想把亂七八糟，連站立空間都沒有的房間整理乾淨，就應該先從清理垃圾開始做起。不清理垃圾，反而只在房間裡放芳香劑或乾淨的家具，也是徒然無功，腸道也是一樣。腸道健康若不好，代表腸內有許多壞菌跟毒素，這些壞菌跟毒素如果繼續留在腸道裡，吃再多藥也沒用。即使補充對腸道有益的益菌，也很容易被壞菌傷害，補充的營養也會因為毒素過多而不見效果。

因此，清潔充滿毒素及壞菌的腸道，是首要之務。關於詳細的清潔方式，請參閱第五章的內容。

▼酒、乳製品、紅肉，是引發慢性過敏的三大食物

無論是什麼樣的食物，攝取過量都會對腸道帶來負擔。**所以執行腸道修復計畫期間，絕對不能過量或暴飲暴食，最好在每天所需的熱量限制下，以好消化的食物為主**。最重要的是避免有害腸道的食物，像是會引起慢性過敏的食材。問題是，這些食物和會引發急性過敏的食物不同，身體的反應比較慢。如果像急性過敏般，吃完立刻就會有反應，反而能馬上知道要避開該食物，但慢性過敏並不會立即出現症狀，每次食用後都只會感覺有些不舒服，必須經過長時間且大量累積在體內後才會出現症狀，所以我們很難得知究竟是哪些食物會引發慢性過敏。

雖然只要接受慢性過敏檢查，就可得知哪些食物不適合自己，但費用確實不便宜。所以，如果能避免引發慢性過敏的食物固然最好，但如果沒辦法這麼做，那麼在進行腸道修復計畫時，建議最好避開容易引發慢性過敏的食物。

要避開的食物包括酒、乳製品和紅肉。比起引發慢性過敏，酒本身更像是一

種毒素，所以絕對禁止飲用。尤其肝臟在處理酒精時會消耗大量的維生素，**維生素則是恢復腸道機能不可或缺的營養**，若肝臟為了解酒而消耗大量維生素，腸道恢復的速度就會變慢。

此外，也要避免牛奶、優格等乳製品。雖然大眾對乳製品的看法非常兩極，乳製品也曾經被推崇為完全食品，但因為乳製品內的動物性蛋白質對健康有害，且很多人認為牛奶是從施打生長激素和抗生素的乳牛身上所擠出，並不能當成是一種健康食品。

雖然很難辨別真偽，但確實有很多亞洲人會對牛奶慢性過敏。由於亞洲人身上能消化乳製品的乳糖分解酵素較西方人少，所以在吃乳製品時，腸道容易有過敏反應，或是感覺肚子不舒服。當然也有一些人很適合喝牛奶，但大多數的亞洲人並不適合，所以在進行腸道修復計畫時，盡量避開牛奶比較好。

「紅肉」也是容易導慢性過敏的食物之一，因為紅肉中的蛋白質跟乳製品相同，易引發抗原反應。不過，包括魚肉、雞肉等白肉則較無妨。但是，若將這些食物以油炸、油煎或燒烤等方式料理，內含的蛋白質就會變質成毒素，因此建議用汆燙或蒸煮較安全。

此外，最好也避免食用堅果，但並非絕對不能吃。堅果含有大量的不飽和脂肪酸，對健康也有幫助，不過像花生、杏仁等，因為比想像中更容易引發過敏，所以還是要小心。

如何開始「腸道修復計畫」？

腸道修復計畫大致可分為三個階段：第一階段是「清空腸道」，第二階段是「增加益菌，清除壞菌」，第三階段則是「恢復並維持腸道健康」。

一般來說，分階段進行的計畫，通常會在一個階段結束之後才進入下一個階段，但腸道修復計畫卻不同。雖然計畫分為三個階段，但實際上並不是一個階段結束後才進入下一個階段，而是所有階段同時進行。在持續第一階段的情況下，繼續執行第二階段，必須先了解進行方式，才能讓腸道修復計畫的效果最大化。

▼開始前，要先清空腸道

為了清潔累積大量毒素的腸道，最重要的是阻止毒素入侵。就像打掃房間時，一個人努力打掃，但另一個人卻一直不斷使房間變亂，那不管再怎麼認真也掃不完。

如果希望不要再有額外的毒素進入腸道，最好先花一到兩天的時間執行「只喝水」的斷食計畫，或是只吃簡單的流質食物，以維持飽足感。因為無論食物多寡，只要有進食，腸道就必須工作，但腸道已經很脆弱卻要持續運動，狀況只會越來越差。更何況，世界上沒有不含毒素的食物，只是分量多寡的差別而已，

腸道修復計畫的流程表

<table>
<tr><th>週／天</th><th>第一天</th><th>第二天</th><th>第三天</th><th>第四天</th><th>第五天</th><th>第六天</th><th>第七天</th></tr>
<tr><td rowspan="3">第一週</td><td colspan="2" rowspan="3">〔第一階段〕
斷食或三餐
以流質食物為主</td><td colspan="5">步驟❶ 三餐皆為流質食物，並充分攝取水、膳食纖維。</td></tr>
<tr><td colspan="5">步驟❷ 補充益生菌與益菌生。</td></tr>
<tr><td colspan="5">步驟❸ 補充對腸道有益的營養，以矯正飲食及生活習慣。</td></tr>
<tr><td rowspan="3">第二週</td><td colspan="7">步驟❶ 三餐皆為流質食物，並充分攝取水、膳食纖維。</td></tr>
<tr><td colspan="7">步驟❷ 補充益生菌與益菌生。</td></tr>
<tr><td colspan="7">步驟❸ 補充對腸道有益的營養，以矯正飲食及生活習慣。</td></tr>
<tr><td rowspan="3">第三週</td><td colspan="7">步驟❶ 三餐皆為流質食物，並充分攝取水、膳食纖維。</td></tr>
<tr><td colspan="7">步驟❷ 補充益生菌與益菌生。</td></tr>
<tr><td colspan="7">步驟❸ 補充對腸道有益的營養，以矯正飲食及生活習慣。</td></tr>
</table>

人只要進食就會攝取到毒素，所以必須花費一到兩天的時間清空腸道。

經過兩天的斷食後，就要同步執行第一階段的清空腸道，及第二階段的增加益菌、清除壞菌，最後是第三階段的恢復並維持腸道健康。但每個階段的內容都有些不同，舉例來說，第一階段在最初兩天必須斷食，或是三餐都吃流質食物，但從第三天開始，改成一天中有一餐吃流質食物就好。

第二階段及第三階段的內容幾乎相同，但到了第三階段後，最重要的就是矯正錯誤的飲食及生活習慣。習慣無法輕易改變，所以這三週即使痛苦，也要努力矯正讓腸道不適的壞習慣，如此一來，腸道修復計畫才能收到最大的成效。

▼不小心破功也無妨，至少已開始進行計畫

開始腸道修復計畫時，大多數的人都會擔心自己是否能完成。其實計畫的內容很簡單，之所以會擔心無法完全執行的原因，在於計畫中有很大一部分都和生

活習慣有關。

第一階段最需要遵守的規則之一，就是「一天至少要喝兩公升的水」。想要清潔腸道，水是不可或缺的，要清除毒素、排出不必要的老廢物質，水扮演決定性的角色。但對平時不太喝水的人來說，一天要喝兩公升的水並不容易。

另一個一定要遵守的規則，就是要有讓腸道充分休息，恢復免疫力的時間。**腸道完全消化晚上的食物需要八小時，如果希望腸道能充分發揮免疫功能，除了這八小時之外，還需要再花費四小時**。所以從晚餐到早餐之前，至少要有十二小時的時間不吃任何食物，但這也絕非易事。尤其是對於晚吃飯、愛吃宵夜的人來說，實在很難讓腸道休息十二小時。再加上宵夜的誘惑實在太過強烈，越忍耐就越想吃，很多人都是無法忍耐，最後還是享用宵夜。

「院長，該怎麼辦才好？我老是忍不住誘惑吃宵夜，這樣計畫就失敗了吧？」在執行計畫時違背重要原則的人，經常會有類似的抱怨。他們都說雖然想讓腸道健康，但意志力薄弱，好像無法成功執行整個計畫，真的很難過。

如果能夠完美遵守計畫當然再好不過，但就算做不到也沒關係。效果雖然會差一些，但即使無法完全執行整個計畫，也一定會比不做任何改變來得有效。不能把一次的失誤當成是失敗，就算計畫執行到一半而忍不住吃宵夜，或是吃下過量食物，也不代表整個計畫失敗，只要整理好心情繼續執行剩下的計畫就好。

如何決定計畫的長短？視身體狀況而定

剛開始腸道修復計畫時，會覺得時間很漫長，但如果想要擁有健康的腸道，至少必須投資三週的時間。羅馬不是一天造成的，雖然腸道平時沒有任何異狀，但只要遇到特定的病毒或細菌入侵，就可能引發急性腸炎等疾病。從大多數的案例來看，腸道大多是一點一滴，慢慢被破壞的。

大多數人的情況是，一開始雖然有症狀，但不需要治療也會好轉，所以不覺得有什麼問題。但腸道開始變差之後，很容易重複好轉、惡化的循環，症狀也會越來越嚴重。這個過程短則幾個月，長則花費數年。

當腸道每況愈下，恢復自然也需要一定的時間。腸道經過多少時間變差，就要花費約兩倍的時間恢復。所以，「三週」只是找回腸道健康所需花費的最短時間，希望各位可以下定決心，努力做到最好。

▼只要撐過前三天，就能輕鬆完成計畫

俗話說：「好的開始，是成功的一半。」一開始可能會覺得三週很長，但開始之後會發現，這三週過得比想像更快。我也是在生完孩子後，因為甲狀腺功能低下開始迅速發胖時，執行了腸道修復計畫。我原本就很貪吃，當時計畫執行的基本時間不是三週，而是三個月，也讓我非常擔心，但我還是決定執行計畫，好不容易才完成。

執行計畫的三個月間，讓我感受到這究竟是多長的一段時間。所以我將計畫盡可能地壓縮，重新規劃成三週版本。把三個月縮短成三週，計畫的強度也稍微增加，但我覺得三週應該是大家都能忍受的時間。事實上，曾執行過腸道修復計畫的患者，很多人都表示三週過得比想像中還快。

在這三週內，最重要的是撐過前三天。前三天的計畫內容很嚴格，通常是以第一天和第二天斷食或只吃流質食物，第三天開始，則是以流質食物代替早餐的

方式展開。因為是和平常完全不同的飲食方式，進食量也比較少，所以很難撐得住。有可能會覺得肚子餓，就算不餓，也可能會因為食慾而情緒不穩定。

在三天中，要撐過第一、二天是最不容易的，尤其決定要斷食會更困難。如果想順利撐過前三天，推薦可以在週末開始腸道修復計畫。畢竟要在外工作或是跟朋友見面，可能會有很多變數，也可能一有壓力就會想靠吃喝來排解，如果是在需要聚餐的場合，也很難解釋為什麼不一起享用美食。因此過完週六、週日兩天，第三天可以吃一餐流質食物，會比較容易撐下去。

撐過三天之後身體就會開始習慣，第四天會開始清除腸內壞菌、增加益菌的第二階段，所以控制食慾會變得比較容易。腸內壞菌如果偏多，抑制食慾的荷爾蒙就會分泌得比較少，所以開始第二階段後，這些壞菌就會減少，控制飲食會比前三天要容易許多。

過了一個星期之後，腸道修復計畫的效果就會漸漸浮現。不僅腸胃會變得比較舒服，毒素也漸漸排出體外，皮膚開始變得有光澤。雖然食量減少了，但卻更有活力了。開始重啟計畫之前，人們大多過度攝取碳水化合物和脂肪，但卻缺乏免疫力，及幫助恢復腸道最不可或缺的維生素與礦物質。開始計畫後，我們會配合身體所需，攝取定量的碳水化合物、脂肪和蛋白質，並且充分供給身體必要的維生素與礦物質，所以身體狀況會越來越好。

無論做什麼事，只要實際上能感受到改變就會覺得很開心，更有動力繼續。所以等到一星期後效果開始浮現，就可以更輕鬆、愉快地執行腸道修復計畫。

▼如果可以，持續進行計畫三個月會更好

執行腸道修復計畫的基本時間是三週，這是有原因的。首先，只要在三週內落實腸道修復計畫，腸道就會改變。消化不良、腹部腫脹、腹瀉、便祕等腸道狀況不佳時的症狀都會漸漸好轉，可以感覺到身體開始改變。

因為腸道不佳而產生的各種疾病也會好轉。容易感冒的人變得比較不會感冒，

如果因免疫力太差，而有異位性皮膚炎等自體免疫疾病或過敏，也會在這個過程中感覺症狀有所減緩。此外，三週是養成習慣所需要的最短時間。

腸道生病的重要原因之一，就是錯誤的飲食與生活習慣。如果不矯正習慣，即使透過腸道修復計畫幫助恢復腸道，過一段時間之後，腸道健康又會再度變差。所以必須打造有益腸道的飲食習慣，而若想讓身體習慣特定的行為，至少要花費三週的時間。

雖然只要三週，腸道健康就會有截然不同的改變，但如果想從根本完全改變腸道，則需要三個月。**人體的細胞會不斷代謝，一個細胞從出生到死亡大約需要三個月的時間**，所以腸道修復計畫要持續三個月，原本虛弱、生病的細胞才會被健康的新細胞取代。

如果沒有特別的疾病，只是腸道不佳，處於亞健康狀態，只做三週的計畫就可結束。不過，若是腸道健康不佳引發自體免疫疾病或其他疼痛、發炎，那建議要持續三個月。雖然不容易，但投資三個月的時間，可以改善難纏的慢性疾病，確實值得嘗試。

Chapter

5

Step ❶
以水和膳食纖維，
徹底清潔腸道

1 每天喝兩公升以上的水

第一階段是「清潔腸道」，而絕對要遵守的原則是一天要喝兩公升以上的水，因為水是新陳代謝和解毒最不可或缺的元素。

每天都有各式各樣的毒素進入人體，即使只食用來自完全沒有懸浮微粒、無汙染的地區所生產的食物，也無法徹底從根源封鎖毒素的入侵。況且近來環境公害越來越嚴重，到處都是加工食品，市面上充斥著各種運用化工技術製成的生活用品，如此一來，更難避免毒素的入侵。

既然我們無法完全阻止毒素入侵體內，最好的方法就是清除進入體內的毒素，而維生素與礦物質就是解毒所需要的營養。若要將維生素和礦物質送到需要解毒的地方，就會需要水，將毒素與老廢物質排出體外，水也扮演極為重要的角色。

大多數人都知道，為了健康一定要多喝水，但只有少數人每天會喝到足夠的量，若很少喝水，就會在不知不覺間進入慢性脫水的狀態。此外，許多人不知道究竟該怎麼喝水？該喝多少水才夠？因此，喝水前一定要了解「如何喝水」，這樣才能有效清潔腸道，並維持健康。

▼一天該喝多少水？答案是「兩公升」

想清除毒素、維持腸道健康，一天究竟要喝多少水呢？雖然精確的分量會因為體重、性別和年齡而有些微差異，但平均來說，**一天喝兩公升的水最恰當，大約等於八個馬克杯的分量**。

「我幾乎不喝水，但測量身體組成分析（In Body）時，體水分率還是很正常。」一聽到我說一天至少要喝兩公升的水時，偶爾會有患者如此反問。最近很多健身房都會添購 In Body 測量儀器，這台機器可以測出體水分率、體脂肪、肌肉量等資訊，對健康管理很有幫助。

但我們應該要了解「何謂體水分率？」體水分率是指肌肉內含的水分，肌肉有七〇至八〇％是水，這些不是喝了水就會馬上增加的水分。但如果水喝得太少，這些水分很快就會消失。所以可以理解成一旦肌肉量增加，水分也會增加；肌肉量減少，水分就會跟著減少。

一個人每天會消耗兩公升的水，因此也需補充兩公升的水分。仔細思考，人體到處都需要水。從嘴巴喝進去的水，會依照食道→胃→腸→肝→心臟→血液→細胞→血液→腎的順序循環。食道、胃、腸是必須維持濕潤的器官，黏膜要濕潤，食物才能順利通過，器官才能發揮正常功能。尤其腸胃為了分解、消化、吸收食物所分泌的各種消化液，也不能沒有水分。此外，肝臟和心臟的肌肉水分含量也很高，所以若是缺水，這些器官就無法發揮正常功能。眼球、支氣管、女性生殖器內也都有黏膜，這些地方都需要水。

血液更是如此，一旦缺水，血液會變黏稠，循環會變差，從結果來看，會導致營養和氧氣無法正常供應給細胞。此外，水也會循環全身，負責清除老廢物質與毒素，最後變成尿液排出體外。由嘴巴進入體內的水分，有很大一部分會在循環全身一圈之後，再次排出體外。部分會儲存在肌肉、血液或細胞中，但大部分的水都是用完即丟棄，而這些水就相當於兩公升的分量。

如果每天無法喝足兩公升的水，又會如何呢？身體會慢慢調節水量，並開始消耗體內的水，以維持身體的運作。甚至會把原本應該要排出體外的汙水，再重新拿回使用。但這也是有極限的。如果持續不補充水分，就會開始慢性脫水，皮膚開始變鬆弛，各種新陳代謝也變差，並出現消化不良、便祕等問題。

▼任何一種飲料，都無法代替「水」

「我雖然不太喝水，但是經常喝咖啡或茶。」

「我喜歡喝湯，所以吃飯時一定會配湯，湯也是水吧？」

雖然咖啡、茶、湯都是水分，但這些水分是「最好不要喝的水」。首先，咖啡或綠茶是含有咖啡因的飲料，有利尿作用，反而會將水分排出體外。許多人將咖啡當成水飲用，但越是這樣，身體就越缺水，喝下含有咖啡因的飲料，就必須喝加倍的水。

湯品中含有很多鹽分，所以也不屬於健康的水。攝取過多的鹽，血液中的鹽分就會變多，吃得太鹹就會讓人需要喝很多水，這是身體為了調整鹽分含量過高的血液濃度，而出現的正常反應。所以吃得太鹹反而會使你需要喝更多的水，對身體更無幫助。

最好的水是乾淨且富含礦物質的水，淨水器濾過的水或是礦泉水皆可。但淨水器使用逆滲透過濾，不只會去除水裡的雜質，同時對身體有益的礦物質也會被去除，所以不算是健康的水。當然，淨水器過濾的水還是比被汙染的水或含咖啡因、鹽分的水好，但既然要喝，還是喝乾淨且富含礦物質的水較好。

沒有任何一種飲料能代替水。市面上販售的飲料，大多糖分含量過高，可能會引起胰島素阻抗性[1]。如果真的無法一天喝兩公升的純水，那就在水中加些水果乾吧！最近市面上開始販售能加在水中的水果乾，只要適量添加，就能幫助每天輕鬆飲用兩公升的水。

▼水不宜太熱或太冷，溫水對腸道最好

水的溫度也很重要。各方對水溫的意見都不相同，曾經有段時間很流行早上起床時喝冷水，據說能喚醒腸胃，對健康有益，並且風行一段時間。尤其是受便祕所苦的人，皆表示早上喝冷水能改善便祕，稱讚冷水的好處。

人體其實對溫度很敏感，體內的器官也是，太冷時器官會萎縮，無法發揮正常功能；太熱則會無力運作。居住在熱帶國家的人，大熱天不工作反而跑去睡午

1即在肌肉細胞內，胰島素抗性降低葡萄糖的吸收；而在肝細胞內，則降低葡萄糖的儲備，兩者共同導致血糖含量的提高。

覺，大多都是因為天氣實在太熱，讓他們無力工作，所以對身體較燥熱的人來說，喝冷水反而有用。

不過，腸道弱的人就不能喝冷水了。腸道弱是因為腸道沒有正常運作，導致消化不好，容易腹瀉或便祕，若喝太多冷水，可能會使已經停滯的腸道更加萎縮。如果想幫助停滯的腸道增加活力，應該要喝溫水。

此外，太熱的水也不好。熱水雖然可以促進新陳代謝、提高腸道的溫度，使其正常運作，但如果溫度太高可能會使食道黏膜受損。最重要的是，水如果太燙口不容易飲用，所以喝溫水最好，對腸道也有益處。

▼上午喝一公升的水，下午再喝一公升

根據統計顯示，現代人一天的喝水量不到一公升，一天所喝的水不到必要攝取量的一半。對很少喝水的人來說，突然一天要喝兩公升的水，實在不容易。

比起一次性的大量喝水，建議分成多次，每次喝一些較好。一次約喝兩百至三百毫升即可，但如果太忙碌，無法喝足兩公升也是常有的事。很多人可能會覺得，之後再把不足的水量補齊就好，但其實這並不是好方法。

我個人建議，早餐到午餐之間喝一公升的水，午餐到晚餐之間再將一公升的水分多次喝完。**不過，最慢必須在吃飯前三十分鐘將水喝完。**晚餐之後若想再喝水也無妨，但晚上喝太多水容易跑廁所，反而很難熟睡，所以建議最晚九點以後就不要喝水了。

有一些患者會說沒辦法常去洗手間，因此無法喝太多水。原本不喝水的人，突然開始喝兩公升的水，通常每一小時，最短是三十分鐘，會需要上廁所。這確實是很麻煩的事，但如果因為這樣不喝水，那就更無法清潔腸道。

每天喝兩公升的水後，一開始會常上洗手間是很正常的事。其實水喝得太少，膀胱也沒辦法發揮正常作用，可以說是根本在空轉。水無法填滿膀胱，使膀胱大多數都處在萎縮的狀態，某天突然開始喝很多水，膀胱便馬上膨脹，也開始會感受到尿意。

幸好過了一段時間，膀胱習慣這種狀態之後，會較不容易感覺到尿意。通常要花兩到三週的時間，才能熟悉這種感覺。過了這段期間之後，就能放心喝水。所以常跑洗手間雖然有點辛苦，但建議大家還是要忍耐，認真喝水。

2 每天攝取充足的「膳食纖維」

想要清潔腸道，一天喝兩公升的水是最基本的條件，再來就是充分攝取膳食纖維。膳食纖維雖不是人體必要的營養，但卻肩負清潔腸道、排毒的重要角色。此外，膳食纖維不只單純地清潔腸道，還能使腸內細菌維持平衡，幫助腸道恢復健康。

清潔腸道的方法有很多種，如果不是特殊情況，通常只要一天喝兩公升的水，和每天充分攝取膳食纖維即可。當然，若腸道健康非常差，只靠水和膳食纖維，其清潔速度會較慢，不過多數人都是執行三週後，就能感受到腸道的顯著改變。

和其他的營養素相比，膳食纖維受到關注的時間並不長。國際營養學會是在一九九七年才首次將膳食纖維獨立為一個項目，至今不過二十年而已。但在這段時間中，我們發現許多與膳食纖維有關的驚人祕密。

▼膳食纖維助排便，有利於瘦身

膳食纖維分為水溶性與不溶性兩種，水溶性膳食纖維溶於水，性質比較柔軟，大多存在於蘋果、草莓、香蕉、奇異果中，也存在於昆布、海苔、蒟蒻等海藻中。香菇、芋頭、紅蘿蔔等蔬菜中，也富含水溶性膳食纖維。不溶性膳食纖維常被稱為纖維質，不會溶於水，大多存在於穀物、堅果類、地瓜、馬鈴薯、菠菜、花椰菜、南瓜、玉米等食物中。

能夠幫助清潔腸道的營養素，就是不溶性膳食纖維。不溶性膳食纖維在經過胃和小腸時會吸收水分，使糞便的體積增加。糞便體積變大之後，大腸就會受到刺激，頻繁蠕動，糞便會變得容易排出。「便祕」是破壞腸道健康的主因，糞便是壞菌與老廢物質形成的團塊，這樣的糞便長時間停留在腸道中，絕非善事。糞便裡的壞菌不僅會刺激腸道，時間一久還會使糞便產生許多毒素，所以不溶性膳食纖維的角色非常重要。如果發炎物質等毒素進入腸道，或是食物在消化過程中產生毒素，只要能夠和糞便一起盡快排出體外，就能縮短腸道被攻擊的時間。

除此之外，不溶性膳食纖維還可吸收會導致大腸癌的膽酸，以及危害腸道健康的壞菌，將這些物質排出體外。此外，有許多研究結果指出，膳食纖維能幫助預防癌症、阻止癌細胞繁殖。

水溶性膳食纖維與不溶性膳食纖維相同，在消化道內會吸收水分。水溶性膳食纖維吸收水分之後，會變成像果凍一樣滑嫩，這能使糞便變軟，更容易排出。除此之外，水溶性膳食纖維也是腸道內益菌的最佳食物來源。

益菌變多後腸道就會變健康，免疫力也會變好，如果希望益菌增加，就應該充分攝取水溶性膳食纖維。

水溶性膳食纖維也能預防便祕，幫助瘦身。想要恢復腸道健康，請避免飲食過量或暴飲暴食。吃太多，腸道的負擔就會加重，也會產生大量毒素。水溶性膳食纖維跟水結合之後，體積就會增加，帶來飽足感，讓我們吃得比較少，也能夠幫助脂肪吸收，有助於維持標準體重。

▼膳食纖維對身體有益，但不宜過度攝取

每天應該攝取多少膳食纖維呢？世界衛生組織（WHO）建議，每天應攝取二十七至四十公克的膳食纖維。每天要攝取的膳食纖維量，是以每天應攝取的熱量為標準而計算。也就是說，每一千大卡的熱量中，應該要有十四公克的膳食纖維最恰當。依照這個標準，如果每天平均要攝取兩千至兩千八百大卡的熱量，就應該要攝取約二十七至四十公克的膳食纖維。

韓國的膳食纖維建議攝取量略低於世界衛生組織（WHO），韓國是以每一千大卡熱量中，要有十二公克膳食纖維為標準，建議男性每天應攝取二十五公克，女性每天應攝取二十公克，兒童則是十五至二十公克。不過，韓國人的膳食纖維攝取量，其實有越來越少的趨勢。雖然每年都會有誤差，但至一九九〇年代為止，還是有很多人的攝取量超過每日建議攝取量（即一千大卡中，要有十二公克膳食纖維）。但進入兩千年之後，膳食纖維的攝取量卻降到十公克以下，與建

議攝取量差距非常大。幸好根據二〇一五年國民健康營養調查資料顯示，膳食纖維攝取量已經增加到每一千大卡中，有十一・四公克，但還是低於建議的十二公克。（編按：以台灣來說，國民健康署明定成年男女的膳食纖維攝取量，一天分別要達到三十四及二十七公克，等於一天至少要吃一碗糙米飯加上五份蔬果，更精確來說，若每天要攝取三十五公克膳食纖維，一餐至少要吃十二公克才足夠。）

現代人的膳食纖維攝取量低於過往，也和飲食西化有一定的關聯。過去以蔬菜為主的飲食，逐漸變成以肉為主，攝取蔬

腸道小知識

是否缺乏膳食纖維，看糞便就知道！

我們要如何才能知道，每天是否足量攝取膳食纖維呢？最簡單的方法就是看「糞便」的狀態。若有充分攝取膳食纖維，糞便會較軟且稠，密度較低，不會沉在水底，而是會浮在水面上，形狀也會如同香蕉。但如果膳食纖維攝取不足，糞便就會較小且硬，大多會沉在水底，而且也不太會每天排便。

菜的機會自然就減少了。白飯也是，比起膳食纖維較多的雜糧飯，現代人更喜歡吃白飯，膳食纖維的攝取量自然不足。

隨著現代人越來越關注健康，民眾的膳食纖維攝取量雖然增加，但還是無法讓人放心。根據二〇一五年國民健康營養調查資料顯示，韓國人的膳食纖維攝取量約是二十二・七克，低於建議攝取量。如果想更積極地清潔腸道，攝取量增加至世界衛生組織建議的二十七至四十克也無妨。

不過，就算增加膳食纖維攝取量，**一天也請勿攝取超過五十克**。過度攝取會如同毒素、脂肪及膽固醇一樣對身體有害，還會帶走人體必要的鈣、鐵等營養，也可能會出現腹部膨脹、腹瀉等副作用，建議適量就好。

▼比起男性，女性較積極補充膳食纖維

整體來看，雖然韓國人的膳食纖維攝取量低於建議攝取量，但以性別為標準

來看，卻又不同。觀察二〇一五年國民健康營養調查會發現，嬰幼兒到青少年時期的膳食纖維量呈現絕對不足的狀態，但過了二十歲之後開始有逐漸增加的趨勢，女性要超過三十歲，男性則要超過五十歲，膳食纖維的攝取量才會充足。女性是以「減肥」為目的，透過蔬菜大量攝取膳食纖維；男性則要超過五十歲，才會開始關注健康，膳食纖維的攝取量也因此增加。

從性別來看，男性平均一天的膳食纖維攝取量為二十四・五公克，女性為二十・九公克，男性較女性多一些。但如果從每一千大卡的膳食纖維攝取量來看，男性是十・五公克，女性則是十二・二公克，女性較男性多。

比起一日平均攝取量，我們應該更看重每一千大卡的膳食纖維攝取量。因為每人每天攝取的熱量都不同，一天攝取三千五百大卡的人，膳食纖維的攝取量自然會比攝取兩千五百大卡的人多。

韓國人的膳食纖維攝取量（以年齡和性別來看）

單位：公克

年齡	綜合		男性		女性	
	整體	每 1,000 大卡	整體	每 1,000 大卡	整體	每 1,000 大卡
1～2 歲	8.3	7.8	8.7	7.6	8.0	8.0
3～5 歲	11.7	8.5	12.5	8.6	10.8	8.4
6～8 歲	11.9	8.5	15.7	8.2	14.1	8.8
9～11 歲	17.6	8.7	17.1	8.0	18.2	9.5
12～14 歲	18.5	8.6	20.7	8.5	16.2	8.7
15～18 歲	17.8	8.4	19.5	8.0	15.8	8.9
19～29 歲	20.4	9.1	22.9	8.9	17.7	9.3
30～49 歲	24.1	11.3	26.0	10.2	22.2	12.5
50～64 歲	28.1	14.0	29.7	12.9	26.5	15.2

▼建議透過不同食物，均衡攝取膳食纖維

膳食纖維最好從天然食品中攝取，像是蔬菜、水果、穀物與海藻。我有一位朋友，他每天都透過地瓜來攝取一日必要的膳食纖維，地瓜熱量較低，又富含膳食纖維，是很受歡迎的減肥食品。一個地瓜（以一百三十公克為準）約含有四公克的膳食纖維，只要吃五個地瓜，就能攝取到一日必要的膳食纖維量。由於朋友很喜歡地瓜，甚至還以地瓜取代米飯，吃起來就更沒負擔。

但即使是像他這麼喜歡地瓜的人，也在吃了一週後開始感覺膩。雖然因為只吃地瓜而瘦了不少，但後來有一陣子他根本不願意再吃地瓜。無論再怎麼喜歡某樣食物，若持續食用，無論是誰都會吃膩。膳食纖維不能只有短時間攝取，需要每天攝取二十至二十五公克，且必須維持一輩子，所以透過不同的食物來獲取較好。雖然同樣是蔬菜，但可選擇花椰菜、黃瓜、高麗菜交替，另外也可透過鹿尾菜、海帶等海藻類來攝取，就可以兼顧美味及品質。

米飯也是如此，加了大麥、玄米的雜糧飯比白米飯要好。沒有完全去殼的穀物富含膳食纖維，因此吃雜糧飯自然就能增加膳食纖維的攝取量。水果中也含有豐富的膳食纖維，主要都在水果皮內，**因此水果最好連皮一起食用**，但可惜的是，水果皮上可能會有農藥，因此現代人大多會把皮削掉再吃。如果只吃果肉不吃果皮，不僅無法多攝取膳食纖維，反而還會吸收更多糖分，甚至引發肥胖等成人病。

以成年人來說，一日所需的膳食纖維量，有一半以上是透過蔬菜與穀物獲得，剩下的則是透過水果、蔥或蒜頭等香辛料、黃豆、馬鈴薯等其他食物攝取，而非肉類或魚貝類。因此希望大家能夠透過更多樣的食物來攝取膳食纖維，像海藻類就是不錯的選擇。

透過天然食物攝取一日所需膳食纖維固然很好，但這並沒有想像中容易。在家吃飯時，當然可以準備很多富含膳食纖維的食物，但現代人平日在家吃飯的機會少之又少。早上很忙所以沒吃，或是只吃麥片及麵包，午餐大多外食，晚上若加班或聚餐，再度外食的情況非常普遍。經常外食就容易缺乏膳食纖維，若遇到

現代人的膳食纖維攝取來源及占比

	膳食纖維攝取量	
	一日攝取量（公克）	在整體攝取量中的占比（%）
蔬菜類	7.33	32.3
穀物	5.33	23.5
水果類	2.58	11.4
調味類	2.49	11.0
豆類	2.10	9.3
海藻類	0.95	4.2
馬鈴薯、澱粉類	0.75	3.3
種子、堅果類	0.46	2.0
菇類	0.25	1.1
無酒精啤酒	0.19	0.9
肉類	0.14	0.6
醣類	0.06	0.3
牛奶類	0.05	0.2
其他（植物性食品）	0.03	0.1
魚類、貝類	0.01	0.1
合計	22.72	100

這樣的情形，額外服用膳食纖維補充劑也是個不錯的選擇。

▼透過膳食纖維補充劑，能補足一日所需分量

即使沒有經常外食，透過膳食纖維補充劑，就可輕鬆攝取一日所需的膳食纖維量。若是平常不太喜歡吃蔬菜的人，很有可能無法透過天然食物來攝取一日所需的膳食纖維。舉例來說，一根紅蘿蔔（一百公克）內含的膳食纖維約是二・五公克，若想透過紅蘿蔔來攝取一日所需的分量，則必須吃九到十根。市面上販售的萵苣（約三百公克），其膳食纖維含量是三・二公克，至少要吃七顆才足夠一日的分量。

與其強迫自己一定要靠天然食物來攝取，不如借助膳食纖維補充劑的力量，來確保自己能攝取到一定分量的膳食纖維。**但在攝取粉末狀的膳食纖維補充劑時，必須要搭配充足的水**，因為膳食纖維會在腸道中吸收水分，增加糞便的分量，如果

水喝太少，反而會使糞便變硬。（編按：頁一九六的圖表雖是韓國的調查數據，但依然有參考價值。原因在於據台灣癌症基金會統計，九成以上的國人膳食纖維攝取不足，男性平均每天僅攝取十三．七公克膳食纖維，女性則是十四公克，比衛福部建議的每日攝取量二十五至三十五公克少了近半，表示台、韓都有攝取量不足的問題。）

富含膳食纖維的食物及建議攝取量

食物種類	名稱	單位	重量(g)	膳食纖維含量(g)	欲滿足建議攝取量需食用的量
蔬菜類	高麗菜	1/10 顆	100g	8.1g	1/3 顆
	芹菜	1 根	100g	1.0g	20～25 根
	熟牛蒡	1/4 杯	40g	3.4g	1 杯半～2 杯
	地瓜	1 個	130g	4g	5～6 個
	萵苣	1 顆	300g	3.2g	7 顆
	洋蔥	大的 1 個	100g	1.5g	13～16 個
	紅蘿蔔	1 根	100g	2.5g	9～10 根
	菠菜	1 把	200g	5.2g	4～5 把
	茄子	1 個	120g	4.4g	5～6 個
	羽衣甘藍	3～5 片	100g	2.0g	30～50 片
	綠花椰菜	1 個	350g	5.95g	3～4 個
	芝麻葉	40～50 片	100g	4.5g	200～250 片
	青辣椒	10 根	100g	5.6g	37～45 根
	水芹	1 把	100g	6.4g	3～4 把
	黃瓜	1 根	50g	2g	10～13 根
水果類	香蕉	1 根	200g	1.3g	15～19 根
	奇異果	1 個	50g	2.3g	9～11 個
	蘋果	中的 1 個	300g	3.9g	5～6 個（連皮吃）
	柿子	大的 1 個	100g	2.9～4.5g	6～8 個
	番茄	1 個	80g	2g	10～13 個
海藻類	乾海帶	紙杯 1 杯	10g	9g	2～3 杯
	乾昆布	紙杯 1 杯	10g	6.5g	3～4 杯
	海苔	25 片	100g	29g	18～22 片
菇類	香菇	大的 4 個	100g	8.3g	10～12 個
	乾木耳	紙杯 1 杯	10g	6.29g	3～4 杯

3 一天中，有一餐請吃流質食物

進行腸道修復計畫時，除了前三天之外，其他時間基本上都是以「一天一餐流質食物」為原則。以一天一餐流質為基準，可以有彈性地調整流質食物的次數。舉例來說，第一週時，一天一餐流質食物，或是如果想更積極地幫助腸道解毒，可以把時間拉長。一天一餐流質食物其實並不難，就算不執行腸道修復計畫，也有很多人是早餐簡單吃或不吃，因此早餐以流質食物為主是可行的。

▼為什麼要吃流質食物？

在三週內，至少一天必須要有一餐吃流質食物是有原因的。人體為了獲得能量，每天都要進食。這些食物必須要在腸胃中消化、吸收，才能轉換成能量，如果要消化、吸收，則需消耗大量的能量。也就是說為了獲得能量，人體也必須消耗能量。

不只有消化、吸收需要能量，人體的排毒主要由肝臟負責，但腸道也扮演排毒的角色。腸道內的免疫細胞會和毒素作戰，將進入血液的毒素量減到最少，以減輕肝臟負擔。而腸道要啟動解毒系統，也必須耗費很多能量。

腸道不僅會在消化、吸收時消耗能量，進行解毒工作時也會消耗能量，所以用於消化、吸收的能量不宜太浪費。如果在消化食物時使用過多能量，將沒有足夠的能量幫助腸道解毒及清潔。肝臟也是，從腸道內和血液一起流到肝臟的毒素，會在肝臟內進行正式的解毒，這個過程必須消耗大量的能量。

不只消耗能量，解毒所不可或缺的維生素與礦物質也都會用於此，所以必須把不必要的浪費減到最低。

流質食物的粒子很小，消化較不費力。我們在進食的時候，食物要咀嚼三十次才能吞下。嘴巴盡量把食物咬碎，食物進到胃裡就能大幅減輕胃的負擔，腸道也會比較輕鬆。但即使仔細咀嚼再吞下肚，也還是會對胃帶來負擔，所以用攪拌器打碎的流質食物，比較能大幅減輕腸胃的負擔，讓腸胃在消化、吸收時減少能量的消耗，就能有更多的能量用來解毒。更進一步地說，身體就能將這些能量用來修復受損的腸道，因此才會希望一天一餐流質食物。

▼流質食物有哪些？排毒果汁及排毒湯都適合

流質食物並沒有限制特別的種類，可以喝果汁，也可以煮成湯或粥。只要避免吃紅肉和乳製品，其他食材皆可運用。排毒果汁是由高麗菜、花椰菜、羽衣甘藍、紅蘿蔔、蘋果等製成，富含解毒必要的維生素、礦物質與膳食纖維。蔬菜則不必特別挑種類，只要使用高麗菜、花椰菜等麩醯胺酸含量高的蔬菜即可。麩醯胺酸是一種胺基酸，可幫助腸胃黏膜細胞的生長與再生。高麗菜中含有大量可幫助消化的澱粉酶、胃蛋白酶和胰蛋白酶，也有許多維生素U和K，可以減緩腸道發炎的症狀。

此外，蔬果建議切好後直接食用，但腸道不好的人消化功能也不佳，沒有煮過的蔬果可能會帶來太大的負擔。遇到這樣的情況時，**可以先煮熟蔬果，再用果汁機攪打後食用**。雖然煮熟會破壞內含的維生素及礦物質，但可提升消化吸收率，所以也不必一定要生吃。另外像是甜椒、紅蘿蔔、番茄等，煮熟之後反而更營養，可配合腸道狀況選擇生吃或熟食。

但是，**排毒湯使用的蔬果一定要煮熟**，湯和果汁一樣，是用果汁機把食材打碎後料理，喝起來方便也可減輕腸胃負擔。排毒湯及果汁最好在要喝時再製作，新鮮蔬果直接以果汁機攪打後食用，原則上較沒什麼問題，但如果要用煮熟的蔬果來打果汁或煮湯，將非常花時間。建議可以一次做兩到三份，之後冷藏保存，要吃時再拿出來加熱即可。

適合製作流質餐的好食材

分類	食材	效能	料理方法
蔬菜類	高麗菜	富含幫助腸胃黏膜細胞生長與再生的麩醯胺酸，以及大量可減緩腸道發炎症狀的維生素U與K。另外也含有許多澱粉酶、胃蛋白酶和胰蛋白酶等可幫助消化的酵素，對胃也很好。	可生吃，若煮熟再吃能讓消化吸收率提升兩倍。
	綠花椰菜	富含有助減緩發炎的Omega-3脂肪酸和蘿蔔硫素，而維生素U含量則比高麗菜更多。也富含β-胡蘿蔔素和維生素A，可幫助提升免疫力。	生吃或稍微汆燙後再吃。
	紅蘿蔔	含有大量維生素A與胡蘿蔔素，可提升免疫力。內含許多水溶性膳食纖維果膠，能幫助清潔腸道。	用油炒可提升消化吸收率，但用於流質餐時建議生吃，或蒸煮、汆燙。
	番茄	富含屬於抗氧化物的茄紅素及維生素，可預防癌症，強化免疫力。	生吃很好，但稍微煮一下可以提升茄紅素的吸收率。
水果類	蘋果	富含水溶性膳食纖維果膠，可幫助清潔腸道、平衡腸內細菌。也含有大量解毒、提升免疫力所需的維生素。	蘋果皮含有豐富的膳食纖維，可連皮打成果汁飲用。
	香蕉	含有水溶性膳食纖維果膠，及可幫助消化的色胺酸，有益於清潔腸道、助消化。	直接打成果汁飲用即可。

4 必要時，才使用抗生素

每天喝兩公升的水並攝取足量的膳食纖維，腸道一定會變乾淨。但養成習慣每天喝充足的水、攝取膳食纖維並不容易。即使喝足量的水、攝取充分的膳食纖維，但若繼續大量食用加重腸道負擔的食物，將無法很快見效。

腸道狀況如果非常不好，很有可能無法只靠水跟膳食纖維排毒。尤其腸黏膜已經鬆弛，黏膜受到損傷且發炎，壞菌數量很多時更是如此。一直努力卻沒效果，很容易讓人感到疲憊。幸好，還有更快、更確實清潔腸道的方法，那就是利用「抗生素」清除壞菌，但這個方法不只是清除壞菌，連益菌也會一起被清除，所以要有醫師的處方才能進行。雖然不是最好的方法，但如果很難只靠水和膳食纖維來清腸，不妨考慮這個方式。

只對腸道產生作用的抗生素——利福昔明

很多人會抗拒抗生素。要消滅造成疾病的細菌或病毒，就必須使用抗生素，但效果越強，副作用就越大。最大的副作用之一，就是不僅會殺死壞菌，也會連同體內的好菌一起消滅，甚至有許多女性因為服用抗生素而罹患陰道炎。陰道內有乳酸桿菌，是一種益菌，當壞菌進入陰道時，乳酸桿菌就會清除這些壞菌，但因為吃了抗生素，而殺死這些益菌，進而導致陰道發炎。

過度服用抗生素也會出現抗藥性。一般的抗生素變得無效時，就必須使用更強力的抗生素，最糟的情況是，無論使用哪一種抗生素都無效。因此人們普遍抗拒抗生素，將抗生素用於腸道修復計畫時，大多數的人都會感到擔憂。

「抗生素會連好菌都一起消滅，沒關係嗎？」

「腸道已經不好了，有辦法吃抗生素嗎？」

對當事人來說，理所當然會擔心這些事情。抗生素要是誤用就可能成為毒藥，但其並非絕對不好，有需要時還是可使用。當透過水及膳食纖維，也無法徹底清潔腸道時，就需要考慮使用抗生素。腸道修復計畫所用的抗生素是「利福昔明（Rifaximin）」，和一般的抗生素都會跟著血液循環，對全身產生作用相比，這是一種只在腸道產生作用的抗生素，相對安全許多。罹患腸胃炎時，一定會使用這種抗生素。

使用利福昔明時，可以有效的殺死小腸與大腸內的壞菌，但缺點就是會連同益菌也被消滅。不過腸道內的壞菌本來就很多，使用抗生素的效果很好。近來也有其他只專注消除腸道害菌的抗生素產品，雖然可以減輕腸道負擔，但效果較差。如果醫師開立利福昔明給腸道不佳的患者，許多因為腸道而出現的症狀都會好轉。

目前也有許多論文已證實，受大腸激躁症所苦的患者在服用利福昔明後，症狀好轉許多。因此若真有需要時，可配合醫師的指示，嘗試使用抗生素。

▼補充乳酸菌，幫助增加腸內益菌

服用只對腸道產生作用的抗生素後，腸道就像歷經大掃除般，只留下益菌。不過，想要恢復健康的腸道，大掃除後才是最重要的。無論腸道被清潔得多乾淨，如果再度讓壞菌入侵，也是枉然。因此，若能讓益菌比壞菌更早進入腸道，在勢力上產生壓倒性的優勢，之後就算出現少許壞菌，也不會造成太大的影響。

幫助益菌搶先進入腸道的方法，就是在使用抗生素時，也搭配包括乳酸菌在內的益菌。有些患者會詢問：「抗生素跟乳酸菌一起服用，是否會沒效果？」其實不會。抗生素將益菌及壞菌一起清除，但只要補充足夠的乳酸菌，就會有部分的乳酸菌存活下來，這樣就能在服用抗生素之後，將壞菌全部消滅，幫助益菌慢慢繁殖。

每個人服用抗生素的時間長短不一，通常是服用約兩週。如果想徹底清除壞菌，建議多服用一週更好。你可能會覺得服用的時間有點長，但壞菌的生命力很強，且吃抗生素時也不是只搭配乳酸菌，還會搭配其他對腸道有益的營養，所以不必太擔心。

服用抗生素時，一定要遵照醫師指示，很多人因為抗拒抗生素，而沒有聽從醫師指示，任意減少藥量或是只吃一段時間就不吃了。這樣一來會使壞菌產生抗藥性，反而更不好。即使症狀好轉，也還是要依照處方的用量、規定的服藥期間來服用，這樣才安全有效。

5 清潔腸道時，可能出現「瞑眩反應」

清潔腸道的過程中，患者有時會好奇過程，其實透過大腸內視鏡進入腸道查看，或是透過腸內菌叢的改變等檢查，就能明確掌握腸道的狀況，但其實也有不必做檢查就能了解狀況的方法。清潔腸道的過程中，不是只有會讓人心情變好的改變，偶爾也會出現一些奇怪的症狀，讓人懷疑腸道是否真的已乾淨。

▼觀察糞便，能了解腸道的狀況

很多人在進行腸道修復計畫時，都會發現「排便量變多了」。攝取足夠的水分與膳食纖維，糞便量自然會變多。有些人在執行腸道修復計畫時，會驚訝自己的糞便量竟然如此之多。糞便量變多，就是正在清潔腸道的訊號。如果執行腸道修復計畫後卻依然便祕，那就是膳食纖維的攝取量不足，應該要再增加食用量。

雖然不是每個人都相同，但糞便可能會有一些黏液的殘渣，黏液就是腸黏膜發炎的證據。發炎狀況緩解時，這些黏液會隨糞便排出，所以不必太擔心。如果腸道健康不佳又不常蠕動，糞便會因為長時間停留在腸道內而無法排出。停滯於腸道內的糞便就稱為「宿便」，這些宿便會因為腸道修復計畫而排出體外。

▼執行計畫時，平時脆弱的部位會症狀加劇

清潔腸道就是清除累積在腸內的毒素及壞菌，清潔後，那些因為腸道健康不佳而出現的症狀都會好轉，但症狀可能會在清潔過程中惡化，原本的症狀可能會有一段時間變得更糟。我有過敏性鼻炎，原本吃到不好的食物就會一直流鼻水，但清潔腸道的過程中，鼻水多到讓我甚至無法見人。

腸道修復計畫過程中可能出現的症狀非常多，像是常咳嗽、痰變多之類。咳

嗽或痰可說是排毒的過程，痰是我軍與敵軍在體內打仗之後，死傷者所留下的痕跡，也就是解毒之後產生的殘骸。腸道健康不佳及免疫力差時，就容易咳嗽。**咳嗽是將體內毒素往外排的人體反應，展開腸道修復計畫之後，可能會有一段時間經常咳嗽。**

有皮膚問題者，也可能因此變得更嚴重。皮膚是排毒的路徑之一，將體內的毒素往體外送的過程中，可能會產生面皰或疹子。若有異位性皮膚炎或乾癬，症狀也可能短暫惡化。此外，也可能出現頭暈、頭痛、持續高溫，或身體發出臭味，這是因為毒素從體內排出時會散發不好的味道所致。

這類的瞑眩反應[2]短則兩到三天，長則可能持續一週，但症狀若過了一週仍然持續，那就不是瞑眩反應，可能是沒有正常清潔腸道所致，建議尋求醫師的幫助，盡快處理。

2 即加速體內老化衰敗細胞的汰舊換新，並改善新陳代謝之現象，屬於短暫的排毒作用。

Chapter

6

Step ❷
增加益菌，減少壞菌

1 補充對腸道有益的「益生菌」

腸道清潔乾淨之後，接下來就應該要放入對腸道有益的益菌。有無數的細菌居住在腸道中，大致可以分為益菌、壞菌和中性菌，如果想維持腸道健康，益菌就要比壞菌多。因為益菌會清除壞菌，和腸道的免疫細胞有緊密的交流，以強化免疫力，避免腸黏膜受損。

可惜的是，益菌的繁殖速度比壞菌慢，如果清潔腸道後不做後續處理，壞菌還是會很快繁殖，使腸道內的壞菌比益菌更多。若不希望努力付諸東流，那就要積極為腸道補充益菌，讓壞菌漸漸消失。

▼活的乳酸菌——益生菌

對腸道有益的益菌中，最具代表性的就是「乳酸菌」，像是泡菜、清麴醬（以發酵後的大豆製成的一種醬，和納豆相似）、優格等發酵食品中，都含有大量的乳酸菌。不過隨著人們越來越關注乳酸菌，也開始有更多人希望不只是透過飲食，而是能透過富含乳酸菌的健康機能食品來補充。

以市面上販售的乳酸菌產品來說，外包裝上大多可發現會標註「益生菌」，因此很多人都認為「益生菌就是乳酸菌」，**但嚴格來說，益生菌並不一定就是乳酸菌**。益生菌指的是進到體內，對健康有幫助的活菌。但至今為止，我們所知的益生菌大多是乳酸菌，所以才會有「益生菌＝乳酸菌」的說法。

益生菌的種類很多，目前韓國健康機能食品法認證的益生菌共有十九種。此外還有個別企業自行開發，取得食品醫藥品安全處專利的十一種益生菌。（編按：在台灣，若想知道購買的益生菌產品是否通過認證，可上食品藥物管理署的「食品藥物消費者專區網站」查詢。）

益生菌大致可分為乳酸桿菌（Lactobacillus）、雙歧桿菌（Bifidobacterium）和腸球菌（Enterococcus）等。不同種類的乳酸菌，其效果也不相同，下頁為常見乳酸菌的介紹，能幫助更有效地補充乳酸菌。

▼如何選擇乳酸菌？一次看懂常見問題

市面上販售的乳酸菌健康食品種類繁多，令人眼花撩亂。有粉末狀，也有如同藥丸般的膠囊狀；有需要冷藏的乳酸菌，也有可放在常溫下的乳酸菌，價格更是天差地遠。這麼多的產品中，該怎麼選擇才好？內含的乳酸菌種類越多越好嗎？還是價格越貴越好呢？需要冷藏的乳酸菌較新鮮嗎？市面上販售的乳酸菌實在太多，令消費者不得不煩惱這些問題。

好的乳酸菌有一定的選擇標準，只要配合這個標準，從市售產品來挑選合適

常見乳酸菌的種類&效能

分類	種類	效能
乳酸桿菌（Lactobacillus）	嗜酸乳桿菌（A菌）	活性很強，在酸鹼度（pH）5以下較容易繁殖。可殺死葡萄球菌、沙門氏菌，常用於治療潰瘍性大腸炎。
乳酸桿菌（Lactobacillus）	短乳酸菌	可抑制螺旋桿菌，治療因螺旋桿菌引起的胃炎，對牙齦病、貝西氏症也有效。
乳酸桿菌（Lactobacillus）	保加利亞乳桿菌	這是在保加利亞人常吃的發酵乳製品中發現的菌種，因而得名。這種乳酸菌不會停留在腸道，但還是會製造免疫物質與抗菌物質，有助治療便祕與腹瀉。
乳酸桿菌（Lactobacillus）	乾酪乳桿菌（C菌）	最早是在乳酪中發現，便以「乳酪（Casei）」為名。可提升免疫調節能力並抑制害菌，能有效止瀉。
乳酸桿菌（Lactobacillus）	酵素乳桿菌	可吸收膽固醇，降低膽固醇數值，也能夠減輕尿道感染問題。
乳酸桿菌（Lactobacillus）	副乾酪乳桿菌（LP菌）	可使腸蠕動正常化，抑制沙門氏菌與幽門螺桿菌繁殖，並幫助減緩過敏性鼻炎。
乳酸桿菌（Lactobacillus）	胚芽乳酸菌	主導泡菜發酵的乳酸菌，有卓越的抗氧化作用，會製造抗氧化物質乳酸菌黴素，以抑制疱疹病毒的活性。也能夠幫助排出因大腸激躁症而堆積在腸道內的氣體。
乳酸桿菌（Lactobacillus）	鼠李糖乳桿菌	是一種具出色免疫調節能力的乳酸菌，耐酸性強，可以在小腸與女性的陰道中存活。也能夠在腸道內停留、繁殖，同時抑制害菌繁殖。這是在研究益生菌功效時最常被拿來運用的乳酸菌，相關論文超過800篇。

分類	種類	效能
乳酸桿菌（Lactobacillus）	唾液乳桿菌	可抑制引發腹瀉的大腸桿菌，與導致食物中毒的沙門氏菌繁殖，幫助腸內細菌維持平衡，並有助於消除口臭。
	羅伊氏（洛德）乳桿菌	在嬰幼兒因輪狀病毒而腹瀉時很有效，能夠抑制幽門桿菌的感染，並減緩導致蛀牙的轉糖鏈球菌繁殖速度。
雙歧桿菌屬（Bifidobacterium）	比菲德氏菌（B 菌）	主要存在於大腸及女性的陰道壁中，可製造抗生素，預防急性腹瀉及大腸桿菌感染，維持陰道內的環境平衡。
	短雙歧桿菌	這是從兒童腸道內找到的益菌，是一種不會動的菌種，可以抑制大腸桿菌繁殖，幫助治療潰瘍性大腸炎和細菌引起的腹瀉。
	長雙歧桿菌	能夠承受胃酸，大多存在於健康兒童的腸道中。這種益生菌有纖毛，能夠強力地吸附在小腸的黏膜上。
	雙歧桿菌	含有可刺激體內免疫機能，提高免疫力的物質，並幫助治療腸躁症和各種發炎疾病。
鏈球菌（Streptococcus）	嗜熱鏈球菌	很耐熱，在 35 ～ 42 度時活性最強，分解乳糖的能力很強，乳製品中的含量豐富。
乳球菌（Lactococcus）	乳酸乳球菌	可降低病原菌的鞭毛活性，已有研究結果證實，可幫助防止大腸癌轉移。

的產品，就不容易出現問題。下列則是一般人在選購產品時常有的疑問，仔細閱讀就能更了解乳酸菌，幫助選擇。

Q1 能活著抵達腸道的乳酸菌較好？如何判斷？

乳酸菌大多不耐酸，若遇到胃酸或膽汁時很容易死亡。有幾個研究結果指出，死亡的乳酸菌也不代表完全沒有功效，但效果無法和活菌相比。能夠活著抵達腸道並在腸道內存活，效果會比死亡的乳酸菌更好。若想提高乳酸菌的存活率，就要有「保護膜」，這是將乳酸菌包裹起來，避免被胃酸溶解的方法。包覆乳酸菌的技術日益發達，目前已經發展出第四代的包覆技術。

第一代是沒有保護膜的乳酸菌，也就是沒有被任何東西包覆，所以幾乎無法活著抵達腸道。第二代則是用「腸溶性膠囊」，也就是把細小顆粒狀的乳酸菌，裝在只會在腸道內溶解的膠囊中。第三代則是「微型膠囊乳酸菌」，是將乳酸菌三重包覆後，最後再冷凍乾燥的技術。第四代是用蛋白質或酵母包覆乳酸菌，特色是使用較不會引起副作用或過敏的蛋白質，或酵母包覆乳酸菌，以提升存活率。

一般來說，乳酸菌的存活率是隨著包覆技術的發展而提升。目前市面上的乳酸菌中，最少也有使用第二代的腸溶性膠囊，但比起第二代，第三代、第四代的技術存活率還是比較高，所以建議至少選擇使用第三代技術包覆的乳酸菌較好。

Q2 如何判斷產品中是否有充足的乳酸菌數？

乳酸菌相關健康食品大多都會標示「益生菌」字樣，而標註這個名詞是有條件的，也就是必須使用取得韓國食藥醫藥品安全處許可的菌種，每一公克必須含有至少一億隻以上的乳酸菌。該單位也建議，一天要服用一億到一百億隻益生菌，所以乳酸菌數當然越多越好。只要查看產品上的「營養標示」，就可知道每一顆膠囊中共含有多少益生菌。（編按：台灣則是必須通過健康食品認證，原則上，除了認證外，也可透過外包裝上的標示來確認菌數。）

Q3 產品內的乳酸菌數量，越多越好嗎？

乳酸菌的種類非常多，目前常見菌種共有十九種。**乳酸菌的菌種越多，越能發揮加乘效果**，但有些菌種可能互相競爭或排斥，因此菌種的搭配也很重要。例如B菌與LP菌在腸道內所產生的廢物，剛好是LGG菌所需的食物，所以三者的配合反而能有益於益生菌定殖於腸道中。

Q4 添加菌是什麼？如何判斷？

一定要選擇可確認添加菌及保證為活菌的產品。添加菌就是進入我們體內的乳酸菌數量，保證活菌則是添加菌中，可活著抵達腸道的乳酸菌數。並非所有產品都會明示添加菌的數量，建議選擇可確認添加菌數量的產品。此外，拿到專利的菌種旁會有特定的標籤名稱，也可確認添加菌是否有取得專利。

Q5 產品是否使用食品添加物及化學添加劑？

加工食品為了增加美味及香味，會使用各式各樣的食品添加物。眾所皆知，添加物會對健康產生不好的影響，但是健康食品其實也會使用這類食品添加物，乳酸菌也不例外。有些乳酸菌會添加具葡萄味、柳橙味、甜味的調味料，如三氯蔗糖、山梨糖醇等，請務必確認外包裝上的「原料名稱與含量」。

另外，也需要確認是否有額外的化學添加劑。添加劑是為了讓藥材維持一定的形狀，或是更方便食用而添加的物質。乳酸菌產品主要都是為了防止粉末凝固，或是為了長時間存放，會使用二氧化矽、硬脂酸鎂、羥丙甲纖維素等添加劑。這跟食品添加物一樣，長時間攝取對健康有害，需多注意。

▼依身體需求，選擇適合的乳酸菌

前文雖然已介紹選擇乳酸菌的標準，但其實眾多乳酸菌產品中，並沒有哪一種特別好。大部分產品使用的菌種都類似，菌數也沒有太大的差異，效果也差不多。無論使用哪一種菌種，大部分都是幫助腸道活動、提升免疫力。不過不同的菌種，其作用範圍和功效會有些不同。這微小的差別，可能會因為個人的不同而造成很大的差異。也就是說，即使是相同的產品，對某些人可能很有效，但對其他人來說可能看不出效果。

如何才能知道自己適合哪一種乳酸菌呢？首先，應該要挑選具備乳酸菌基本條件的產品，並服用二至三週，如果服用的是適合自己的乳酸菌，會覺得健康狀況變好。像是原本常脹氣的人，在服用期間會開始感覺比較舒服，腹瀉、便祕的情況會減少，排便變得正常等。如果服用乳酸菌已二至三週，卻感覺沒什麼改變，就表示該乳酸菌不適合自己，應該要更換產品或和醫師討論，重新選擇。

腸道小知識

「乳酸菌」什麼時候吃最好？

關於在哪個時間點吃乳酸菌最合適，眾說紛紜。有些人認為空腹吃較好，有些人認為飯後吃最好。之所以意見這麼分歧，是因為乳酸菌不耐酸。胃分泌的胃酸甚至可以把鐵融化，是很厲害的強酸，所以不耐酸的乳酸菌要穿過胃酸活著抵達腸道，實在不是容易的事。所以也有「在胃酸比較沒那麼強時服用乳酸菌，以提升乳酸菌存活率」的說法。

從「胃酸」的角度來看，吃完飯後的胃酸強度會比空腹時低一些，所以飯後吃乳酸菌比較好。吃完飯後很多食物進入胃中，胃酸就被中和了，但這時會分泌膽汁以幫助消化食物，膽汁也會威脅到乳酸菌。如果想要保護乳酸菌不被膽汁殺死，那就應該在空腹時服用乳酸菌，不過空腹時胃酸分泌雖然會比較少，可是胃酸本身的酸度很強，所以建議喝杯水降低胃酸的強度，然後再攝取乳酸菌比較能夠提高存活率。

近年來，乳酸菌的保護技術越來越發達，現在不似以往，要一直煩惱到底該什麼時間服用才好。只要是有完整保護的乳酸菌產品，即便遭遇胃酸或膽汁還是能夠存活，所以空腹或飯後食用皆無妨。（編按：主要還是要依產品特性來決定食用時間，建議購買前可先詢問醫師或藥師，才能發揮乳酸菌的最大功效。）

2 透過益菌生，幫助增加腸內好菌

益生菌就是活的乳酸菌，如果希望這些益生菌能夠抵達腸道，就必須要有完整的保護膜，但是光靠保護膜還是不夠。如果平安抵達腸道的乳酸菌能夠繁殖，還需要提供能量。某些食物被乳酸菌食用後能產生能量，這些食物名為「益菌生」。

益菌生可透過健康食品或食物攝取，無論以何種形式補充，只要想增加腸內乳酸菌，減少壞菌的數量，就一定要攝取益菌生。

▼如何知道產品內是否含有益菌生？

初次提出益菌生的學者是比利時魯汶大學的馬爾賽・羅伯佛洛伊博士。他在一九九五年的《營養學雜誌》（*Journal of Nutrition*）中發表了一篇論文，將益菌生定義為「幫助益生菌生長的非活性物質」。益菌生大致可分為菊糖等膳食纖維，以及果寡糖、半乳寡糖、大豆低聚糖等多醣類。菊糖是含有大量膳食纖維的澱粉，分解後會變成果寡糖。

果寡糖是最具代表性的寡糖，雖然可藉由分解菊糖產生，但也可利用酵素從砂糖中取得。果寡糖無法被消化道分泌的酵素分解，和葡萄糖、砂糖不同，不會讓血糖快速上升，不僅能夠當作益菌的食物，更能幫助鈣質吸收。由於大多是以砂糖作為原料製成，所以雖然不會讓血糖迅速攀升，但吃超過三十克以上還是不太好。

半乳寡糖則是益菌生中唯一的動物性物質，存在於母乳與初乳中，對嬰幼兒的健康有很大的幫助。**通常喝母乳長大的孩子，免疫力會比喝牛奶長大的孩子好**。母乳中的半乳寡糖可提供腸內益菌食物來源，使腸道更健康，也能使腸道內眾多的免疫細胞更活躍、強悍。木寡糖也是對益菌很好的食物來源，同時還可幫助預防蛀牙。木寡糖和其他寡糖一樣無法消化，造成蛀牙的轉糖鏈球菌也無法消化木寡糖，但會被它的甜味所騙而繼續食用，直到最後餓死。

由於「益菌生」是益生菌的食物來源，近來市面上也推出許多主打益菌生的健康食品。乳酸菌產品中，也有許多添加益菌生的產品。如果想知道乳酸菌產品中是否含有益菌生，只要看成分標示就可知道。除了乳酸菌菌種之外，**若還有果寡糖、半乳寡糖、膳食纖維等成分，那就表示這是同時添加益菌生及益生菌的產品。**

▼攝取益菌生，幫助益菌快速繁殖

只攝取益生菌，或搭配益菌生一起服用，兩者會造成很大的差異。益菌要活著抵達腸道很不容易，但百般波折抵達腸道卻無法繁殖，也是枉然。如果希望益菌繁殖就需要食物，只要食物充足，一隻益菌能繁殖出兩百隻益菌。

很多研究結果指出，益菌生可以幫助益菌繁殖。根據《德國兒童腸胃營養國際期刊》所述，實際讓九十名嬰幼兒服用益菌生後，發現這些嬰幼兒腸道內的益菌數量，是服用前的一百倍。

而在二〇〇二年，以成人為對象所進行的一個臨床實驗中，結果也顯示服用「果寡糖」（益菌生的一種）僅四天，比菲德氏菌的數量增加了十五倍，過了兩週後，最多增加到三百倍。日本也有類似的臨床實驗結果，以平均年齡七十三歲的老人為對象，讓他們攝取益菌生，十四天後壞菌減少約二三%。

根據上述實驗可知道，攝取乳酸菌時若能搭配益菌生一起服用，能使乳酸菌更快繁殖，因此建議持續服用益菌生。一日最低的益菌生攝取量為三公克，近來市面上推出許多同時添加益生菌與益菌生的產品，每天攝取應該不困難。

3 想補充益菌生，可吃這五種食物

近來同時添加益生菌及益菌生的健康食品越來越多，因為透過食物攝取一日必要的益菌生並不容易，所以透過健康食品幫忙補充較方便。但是富含益菌生的食物，其中也含有許多對健康有益的成分，不僅對腸道有益，也能使身體更健康。

富含益菌生的食物大多也富含膳食纖維，如菊糖除了是益菌生，也是膳食纖維的一種，其分解後也可製造出果寡糖。

・菊苣根

在韓國，主要是食用菊苣的葉子或莖，當作包飯的生菜或沙拉食材。苦中帶甜的菊苣可增添風味，也富含維生素與礦物質，是很健康的天然食材。不過益菌生成分較多的部位不是葉子和莖，而是根。

菊苣根有七〇%是菊糖，位於匈牙利布達佩斯的考文紐斯大學小兒科研究團隊，在二〇一八年的《營養學雜誌》（*The Journal of Nutrition*）中，發表了菊苣根效果的相關研究論文。研究團隊以二〇九名三歲至六歲的兒童為對象，讓他們連續六個月，每天從菊苣根中攝取六公克膳食纖維。結果發現受試者的糞便變軟，糞便內的益菌數量也增加了，因為發燒而就醫的比例則降低。此外，由於菊糖使血糖上升的速度較慢，也能幫助預防及控制糖尿病。

菊苣根最好的食用方式是用來泡茶，菊苣根曬乾後炒過，再用熱水浸泡後就可直接飲用。菊苣茶雖然有咖啡的味道，但咖啡因含量卻比咖啡低很多。

• 菊芋

菊芋又稱「洋薑」。因為有「芋」這個字，很多人都誤以為是芋頭的一種，但其實菊芋是一種菊科植物，跟芋頭完全沒有關係。其形狀不像一般的芋頭，外表凹凹凸凸很不起眼，但味道跟營養卻完全不輸芋頭，尤其菊芋含有豐富的菊糖，非常適合當作益菌生的食物。

菊芋能用很多不同的方式料理，可像馬鈴薯一樣剝皮生吃，也可用果汁機打成汁來喝，或是像馬鈴薯一樣燉煮成小菜或加在湯裡。不過菊芋曬乾之後，菊糖的含量會更高，所以曬乾後泡茶喝也是很好的選擇。只要把菊芋切成薄片，曬乾後加在水裡煮來喝即可。

• 洋蔥

洋蔥也是富含菊糖的食物，不僅含有維生素與礦物質，也有豐富的膳食纖維，菊糖約占所有膳食纖維的一〇％。菊糖不僅能夠成為益菌的食物，協助益菌繁殖，更可幫助製造保護結腸的丁酸鹽，及有效降低壞膽固醇的數值，刺激腸胃分泌消化液，提升消化功能。

洋蔥可生吃，也可烤來吃。近來也有許多人會打成汁飲用，但無論是用哪一種形式攝取，益菌生的差距都不會太大，可依個人喜好享用。

・**牛蒡**

牛蒡含有豐富的膳食纖維，屬於水溶性膳食纖維的菊糖，約占膳食纖維的四〇%，其特色是不溶性膳食纖維與水溶性膳食纖維的比例平均。牛蒡有很多吃法，最常見的料理方式是用醬油燉煮，但也可以做成生牛蒡絲或沙拉享用。若把牛蒡曬乾，也可用來泡茶。

・**蘆筍**

蘆筍含有豐富的菊糖，每一百公克的蘆筍，含有二至三公克的菊糖。根據二〇一四年中國上海交通大學進行的研究，結果顯示，蘆筍中的菊糖確實可幫助腸內的益菌繁殖。此外，蘆筍中的β－胡蘿蔔素也可預防及抑制癌症。蘆筍只需用熱水稍微汆燙，或是加油簡單炒過即可享用。但比起單吃蘆筍，更常見的作法是和其他蔬菜一起拌炒，或是做成沙拉，也可以汆燙後佐辣醬或韓式豆瓣醬食用。

Chapter 7

Step ❸ 透過良好習慣，維持腸道健康

1 適時補充腸道需要的營養

腸道修復計畫的最後一個階段，就是「恢復並維持腸道健康」。如果想恢復受損及變脆弱的腸道，就應該要供應其足夠的營養。基本來說，均衡攝取身體所需的營養最重要。但如果已經產生腸漏症等各式腸道相關疾病，或是處在雖然還沒發展成疾病，但只要不妥善管理隨時都可能生病的亞健康狀態，那只靠基本的營養攝取並不足以解決問題。應該要更集中攝取有益腸道健康，並能幫助修復腸黏膜的營養素。

▼左旋麩醯胺酸——修復腸黏膜，有效提升免疫力

腸道狀況較差的人，大多都有腸黏膜鬆弛的問題。腸黏膜必須要滴水不漏，

才能避免被毒素或異物穿透，並進入體內循環而引發疾病。

為了讓鬆弛的腸黏膜恢復，就會需要左旋麩醯胺酸（L-glutamine）。這是一種由人體肌肉製造的胺基酸，是構成內臟、皮膚、肌肉、頭髮、指甲、血液的蛋白質。簡而言之，人體其實就是蛋白質所組成的團塊，而製造蛋白質的原料就是胺基酸。

胺基酸共有二十種，如果想要製造蛋白質，就會需要用到這些胺基酸，而在多種胺基酸中，要幫助受損的腸黏膜再生，一定會需要左旋麩醯胺酸。此外，左旋麩醯胺酸也可幫助人體製造大量具強效抗氧化功能的穀胱甘肽。體內如果有太多活性氧，即使腸黏膜再生還是會再度受損，穀胱甘肽可清除攻擊活細胞，使細胞受損的活性氧。穀胱甘肽的原料是胺基酸，含有大量胺基酸的食物包括水果、魚、肉、蔬菜、花椰菜、高麗菜、羽衣甘藍、核桃、菠菜、雞蛋、薑黃等。

左旋麩醯胺酸是胃、小腸、大腸運作時所使用的能量來源，可幫助腸道蠕動。此外，如果腸道狀況不佳，小腸壁上密集的絨毛就會萎縮，左旋麩醯胺酸在幫助萎縮絨毛復原上，扮演重要的角色。絨毛如果恢復原狀，消化、吸收也會變好。

左旋麩醯胺酸也能強化免疫力，並幫助體內的淋巴細胞繁殖，使淋巴細胞足以對抗會危害人體的細菌、病毒及毒素。此外，人體製造消滅病毒的干擾素時會使用左旋麩醯胺酸，它同時也能維持清除癌細胞與病毒的殺手細胞活動，供應能量給免疫細胞，在提升免疫力方面，是一種不可或缺的胺基酸。

左旋麩醯胺酸平時僅靠人體合成就足夠，但如果受到外傷，或遇到手術、癌症、敗血症等，需要幫助細胞再生、恢復的狀況時，就會需要更多的左旋麩醯胺酸。在這樣的情況下，人體自行合成的麩醯胺酸很可能不足，所以需要另外補充。此外，當腸黏膜受損、鬆弛時，也會需要大量左旋麩醯胺酸。

含有大量麩醯胺酸的食物首推高麗菜，有研究指出，每天喝一公升用生高麗菜打成的蔬菜汁，只要十天，就能讓輕微的胃潰瘍痊癒，這也代表高麗菜含有豐富的左旋麩醯胺酸。除了高麗菜，扇貝等貝類、雞肉、魚當中，也含有許多左旋麩醯胺酸。

如果無法透過食物補充左旋麩醯胺酸，也可攝取保健食品。想藉由運動來鍛鍊肌肉的人，大多都會另外再服用左旋麩醯胺酸補充劑。因為運動後肌肉會受損，所以必須攝取足夠的左旋麩醯胺酸，才能鍛鍊出結實的肌肉。不過，**左旋麩醯胺酸很可能會使少部分人過敏，請務必選擇適合個人體質的產品，適量攝取**。

▼Omega-3——幫助血液循環，讓細胞膜更堅固

Omega-3可清除血液中的壞膽固醇及血栓，預防心血管疾病，幫助腦細胞再生，使腦細胞更強健以提升專注力。此外，Omega-3在修復受損腸道、維持腸道健康方面，也是不可或缺的重要營養。如果希望受損或是脆弱的腸道恢復健康，就要補充足夠的營養。人體是透過血液循環將營養供應給細胞，所以血液循環必須要好，這也是Omega-3之所以重要的原因。Omega-3可清除血管中的雜質，幫助血液循環，所以從結果來看，可讓腸道獲得更充分的營養供給。

Omega-3在維持細胞膜健康上，也扮演重要角色。細胞膜就像保護細胞的包裝紙，無論細胞多健康，如果缺少等同保護裝置的細胞膜，隨時都可能遭受攻擊，無聲無息消失，而構成細胞膜的主要成分就是Omega-3。

健康的細胞膜會選擇性地讓人體所需的營養通過，並阻擋毒素等不良物質。此外，細胞用剩的多餘營養或老廢物質也會透過細胞膜排出。如果希望細胞膜能正常運作，細胞膜就必須要柔軟，這代表必須要有足夠的Omega-3，才能幫助細胞膜維持柔軟。不僅如此，Omega-3也有出色的消炎效果。Omega-3脂肪酸之一的EPA，具有類似類固醇的強力消炎作用，此外，許多研究也指出，Omega-3對治療潰瘍性大腸炎等發炎性腸道疾病有顯著的效果。

Omega-3也能抑制導致瘜肉、癌症的有害物質。已有研究證實，Omega-3確實能夠降低瘜肉或大腸癌的發病率。英國里茲大學的馬克・赫爾（Mark Hull）博士，將五十五位曾經接受切除大腸瘜肉手術的患者分為兩組，並讓他們連續六個月服用Omega-3。很多人即使切除瘜肉，過一段時間還是會再長出來，但攝取

Omega-3的組別所長出的瘜肉數量，卻比沒攝取Omega-3的組別少了約一〇%，瘜肉的大小平均也小了一二・五%。

美國國立環境保健科學研究所金尚美博士的研究也指出，Omega-3能有效降低大腸癌的罹患機率。金尚美博士以一五〇九位白人（其中七一六人為大腸癌患者）和三六九位黑人（其中二一三人為大腸癌患者）為對象，進行了含Omega-3食物攝取量與大腸癌關聯性的問卷調查。結果告訴我們，含Omega-3食品攝取量在前二〇%的人，大腸癌的發病機率比攝取量屬於最後二〇%的人低了三九%。

如上所述，Omega-3是恢復、維持腸道健康的必要營養，但卻是人體無法自行合成的必要脂肪酸，所以必須透過食物或保健食品來補充。**鮭魚、鯡魚、青花魚、沙丁魚等青背魚中含有許多Omega-3，此外像是亞麻籽油、大豆油、菠菜、核桃、奇異果中也含有豐富的Omega-3。**

腸道小知識

如何正確選購優良的 Omega-3 營養品？

Omega-3 營養品多是以魚油、海豹、磷蝦為原料製成，並沒有客觀的證據指出，以哪一種原料製成的營養品效果比較好。比起計較使用哪種原料製成，更重要的應該是原料本身有多乾淨。Omega-3 的原料大多來自海洋，而海洋已經長時間受到汙染，體型越大的動物，體內的重金屬或各種汙染物就更多，所以也有研究指出，像鯷魚、沙丁魚等體型相對較小的魚類當原料製成的產品，相對來說比較安全。

不過因為海洋環境本身已經受到太多汙染，所以即使是體型較小的魚類，也不能保證就一定乾淨。因此，比起注重原料本身是否乾淨，更重要的應該是注意製造業者是否有將原料處理乾淨。如果有經過正常的原料清潔過程，通過檢驗認證，應該就能放心。

萃取技術也很重要。萃取 Omega-3 時，通常會使用己烷或是高溫萃取，但這樣並不好。使用己烷雖然可以萃取出較多的 Omega-3，但有可能無法完全清除對身體有害的化學物質。此外，Omega-3 很不耐熱，所以如果在高溫下萃取，很可能會導致其性質改變，或是有腐壞的危險。因此溫度在攝氏五十度以下，使用對人體無害的二氧化碳來萃取是比較安全的方式。

最後，必須確認產品是否腐壞。Omega-3 是一種油，所以應該避免光線、高溫、空氣接觸等，通常都會裝在褐色或不透明的容器裡販售。腐壞的 Omega-3 完全不營養，甚至可說是毒藥。國外已經發生很多因為 Omega-3 腐壞而引發的問題。二〇一五年《營養學期刊》指出，以 Omega-3 聞名的加拿大，市售的產品中有五〇%以上都不符合國際訂定的腐壞標準。

Omega-3 的腐壞問題越來越嚴重，二〇一八年上半年韓國食藥署也公告了腐壞標準。自二〇一九年起開始，產品的製造日期距離購買日期越近越好，購買後也要確認顏色、味道，如果有異常就要注意是否腐壞。（編按：此外，選購前也要注意製造商、濃度、萃取方式，及是否有通過檢驗認證等。）

▼甘草——能抗發炎、解毒，並改善消化不良

關於腸胃健康，常被提起的成分之一就是甘草（DGI, Deglycyrrhizi-nated Licorice）。甘草具有解毒作用，能解除藥中的毒並中和這些成分，所以傳統中藥方中幾乎都會添加甘草。

但甘草的功效並非只經過中醫認證，被稱為現代醫學之父的希波克拉底，早在西元前四百年左右，就已經用甘草來治療胃潰瘍了。甘草對治療胃潰瘍有益的原因在於，內含名為「光甘草定（Glabridin）」的成分。光甘草定可以抑制導致胃發炎的幽門桿菌，並且讓導致發炎、促進癌細胞繁殖的前列腺素E2無法合成。

有一個研究曾在二〇一三年，將百位身上帶有幽門桿菌的病患分成兩組進行臨床實驗，其中一組的人每天服用一五〇毫克的甘草萃取物，共服用六十天，結果顯示，服用甘草萃取物的那五十人中，有二十八人身上的幽門桿菌消失，而未攝取甘草萃取物的五十人中，只有兩人在幽門桿菌的測試中呈現陰性。這也證明

了光甘草定有抑制幽門桿菌的功效。

遇到上腹部感到飽脹或疼痛、腹部膨脹、噁心、嘔吐、食慾不振等腸胃不適的症狀時，甘草具有緩和症狀的功效。美國《替代醫學期刊》曾將五十位功能性消化不良的患者，分成攝取與不攝取甘草萃取物兩組並進行調查，結果顯示，攝取甘草萃取物的那一組，功能性消化不良的情況減輕了約一成。此外，有高達九成的參與者，表示對症狀改善「相當滿意」。

甘草還能幫助肝臟解毒。肝與腸其實是相互影響的器官，所以肝臟若能在甘草的幫助下順利解毒，就可以減輕腸道負擔，使恢復、維持腸道健康的過程變得較簡單。不僅如此，甘草中的異甘草素（Isoliquiritigenin）和柚皮素（Naringenin），能幫助調節免疫功能的T細胞，而另一成分三萜（Triterpenoids）則具有強大的抗毒功能。

甘草可直接、間接的對腸胃健康帶來幫助，但甘草中的甘草素會使血壓升高。如果需控制血壓，建議選擇已去除甘草素的產品較好。

▼鋅——強化免疫力，使腸黏膜更強健

人體內有超過三百種酵素，在合成時會需要用到鋅（Zinc）。酵素大致可分為兩種，包括消化食物時會用到的消化酵素，以及幫助人體代謝更加順暢的代謝酵素。消化酵素與代謝酵素對健康來說都很重要，但代謝酵素格外重要。代謝酵素可強化身體的自癒力，同時也能提升細胞的代謝力，讓老舊、衰弱的腸黏膜細胞，更快替換成新的健康細胞。經由這樣的過程，讓鬆弛的腸黏膜再度變得緊實有彈力，也可提升免疫力。

人體的免疫系統若要正常運作，也不能缺少鋅。鋅可以幫助人體製造免疫細胞之一的T細胞，當細菌或有害物質入侵體內時，也可啟動免疫系統。此外，更能抑制引起發炎反應的細胞激素分泌，提升人體免疫力。

人體內的鋅大約有兩公克，大多存在於肌肉及骨骼中，剩餘的鋅則以消化酵素與代謝酵素的形式存在。以韓國人的營養攝取標準來看，男性的鋅攝取量是八

至十毫克，女性則是七至八毫克。（編按：台灣衛福部建議成人男性每日補鋅攝取量為十五毫克，女性則是十二毫克。）

肉類、牡蠣、蛤蜊、蛋黃、螃蟹、蝦子等食物中含有較多的鋅，主要存在於動物性食品中，穀類的胚芽或外殼中也含有豐富的鋅。單看鋅含量來說，以動物性食品含量較高，除此之外，也建議可從玄米、全麥等未精製的穀物中攝取。

▼維生素&礦物質——最天然的抗氧化劑，幫助消除活性氧

威脅人體健康的重要危險因子之一就是活性氧，活性氧是在能量代謝過程中產生的不安定氧分子，氧化的能力非常強大，可以像鐵生鏽氧化一樣，破壞人體的細胞與組織。細胞膜、DNA以及細胞結構，都會受到活性氧的影響。

當然，活性氧也不是只有壞處。它們的毒性很強，可以幫忙清除來自外界的病毒和細菌，但如果數量太多，就會使健康的細胞氧化，加速老化的速度，進而

使我們生病。除了造成腸炎等腸道相關疾病之外，還包括癌症、動脈硬化、糖尿病、腦中風、心肌梗塞、肝炎、腎臟炎、異位性皮膚炎等，折磨現代人的疾病中，有九〇%以上都是由活性氧所引起。

如果希望減少促進老化及疾病的活性氧數量，就需要攝取具強大抗氧化作用的營養。而具有出色抗氧化作用的營養即維生

腸道小知識

只補充腸道所需的營養，勿過量攝取

若想恢復受損的腸道，會需要各式的營養。近來市面上也開始販售這些營養補充品，所以如果沒辦法透過天然的食物補充，也可服用營養補充品。但重點是，只要適量攝取自己必要的營養就好。身體若沒有缺乏這一種營養素，只是因為對腸道有益就全部服用，可能會導致效果不如預期或產生反效果。

最好的方法就是接受醫師的診斷，了解自己缺乏哪些營養，並參考處方來服用。因為每個人欠缺的營養素可能依狀況不同，如果能接受醫師的指示再服用，就能兼顧安全與效果。

素A、C、D、E。過去大眾普遍只知道維生素D可以幫助鈣質吸收，使骨骼更強壯，但最近也發現，**維生素D會像荷爾蒙一樣對人體產生作用，具有抗癌、抗氧化的效果**。

硒和輔酶Q10也是具出色抗氧化作用的礦物質。硒的抗氧化作用是維生素E的約兩千倍，主要存在於肉類、魚類、內臟類、貝類、穀物、果實類、堅果類、沙丁魚、比目魚、牡蠣、鱈魚、花生、奶油、雞蛋及香菇中。

也被稱為CoQ10的輔酶Q10，具有出色的抗氧化作用。輔酶Q10是人體製造能量的必要輔酵素，也能夠幫助清除有害的活性氧。除了沙丁魚、青花魚等青背魚外，牛肉及豬肉等肉類、花生、黃豆、花椰菜、菠菜中皆含有豐富的輔酶Q10。

2 提升消化功能，營養才能被吸收

無論攝取對身體多好的營養，只要無法消化就是徒勞無功。腸道狀況不佳的人，大部分消化功能也不好。在進行腸道修復計畫時，一天至少要吃一餐容易消化的流質食物，但只是這樣還不夠，在腸道完全恢復之前，應該要盡量將腸道為了消化食物所消耗的能量降到最低。

消化能力差的原因，大致上可分為兩種，即「消化酵素沒有正常分泌」及「腸道沒有正常運動」。了解原因後，搭配適合的消化酵素或是補充劑，就可減輕腸道的負擔。若不知道原因為何，只盲目服用跟消化有關的綜合營養品或是補充劑，一不小心可能會引發副作用，請務必要小心。

▼讓腸胃正常消化吸收，就需要「消化酵素」

若想消化食物就需要消化酵素，如果沒有消化酵素，那麼無論把食物咬得多碎，腸胃努力將吃下的食物都攪成一團，也還是沒辦法正常消化。簡言之，能讓食物迅速分解成容易吸收的型態，必須靠「消化酵素」。

消化酵素可分為分解蛋白質的酵素、分解碳水化合物的酵素、分解脂肪的酵素等，種類非常多。當我們進食時，相關的器官就會分泌消化液，這些消化酵素就藏在消化液中，實際上，健康的人並不需要特別補充消化酵素。

如果人體沒有製造足夠的消化酵素，就可以利用富含酵素的食品或消化酵素補充劑來彌補。不過人體所需的酵素，種類實在多到無法一一列舉，所以要百分之百靠食品來補充其實不容易。消化酵素補充劑是將必要的幾種酵素濃縮後而製成，比食品更容易補充人體缺乏的酵素。

但是最好的選擇，當然還是不靠補充劑的幫助，就能順利消化所有的食物。

腸道處在脆弱的狀態下，當然可以暫時借助消化酵素的力量，但恢復後最好還是讓身體可以自行製造這些酵素。如果持續補充人工合成的消化酵素，身體控制消化酵素的能力就會退化。

▼五種能幫助消化的營養素

除了分解碳水化合物、脂肪與蛋白質的消化酵素之外，還有其他幫助腸胃消化的補充劑。最具代表性的就是胃酸補充劑（Betaine

消化酵素的種類

製造的器官	消化液	消化酵素	消化作用
嘴	唾液	澱粉酶	澱粉→麥芽糖
胃	胃液	胃蛋白酶	蛋白質→蛋白質分解物
胰臟	胰臟液	胰蛋白酶 脂肪酶 澱粉酶 麥芽糖酶	蛋白質→蛋白質分解物 脂肪→脂肪酸、甘油 澱粉→麥芽糖 麥芽糖→葡萄糖
肝臟	膽汁	無	幫助脂肪消化
腸腺	腸液	麥芽糖酶 肽酶 蔗糖酶 乳糖酶	麥芽糖→葡萄糖 蛋白質分解物→胺基酸 砂糖→葡萄糖、寡糖 乳糖→葡萄糖、半乳糖

HCl）、胰脂肪酶（Pancreatin）、鳳梨蛋白酶（Bromelin）、去氧熊膽酸（UDCA, Ursodeoxycholic acid）、牛磺酸（Taurine）。

胃酸補充劑（Betaine HCl）能幫助胃酸分泌不足的人。我們攝取的食物在進入腸道之前，會先在胃裡溶解，如果想讓食物溶解成方便消化的型態，就需要胃酸。無論是基於什麼原因，若胃酸分泌量較少，消化自然就會比較差。**但胃酸分泌量足夠卻還是吃胃酸補充劑，就可能會因為胃酸過多而導致胃發炎，甚至還可能腹瀉**，必須特別注意。

胰脂肪酶（Pancreatin）是胰臟分泌的分解酵素，可幫助分解碳水化合物、脂肪與蛋白質。胰臟功能變差或是消化變差時，可以服用這種酵素。另外，它也能幫助恢復胰臟的功能，有助治療、預防跟胰臟有密切關係的糖尿病。

鳳梨蛋白酶（Bromelin）則是分解蛋白質的酵素，在鳳梨莖和香蕉中含有大量的這類酵素。這種成分可以讓肉變得比較軟嫩，也能有效消炎、化痰。不過此酵素的主成分是蛋白質，較不耐熱，所以建議直接食用鳳梨及香蕉即可。

去氧熊膽酸（UDCA, Ursodeoxycholic acid）主要存在於熊膽中，是能夠提升肝功能的成分。這是一種無毒的膽酸，可以幫助消化脂肪，也可協助人體盡快排出毒素及老廢物質，從結果來看，可以減輕腸道負擔。

牛磺酸（Taurine）則大多存在於牛的膽汁、魷魚、章魚中。雖然不會直接影響消化，但可促進膽汁分泌，幫助脂肪吸收。

人體不會同時需要上述所有的酵素補充劑，如果服用了不必要的酵素，反而容易造成危害，所以服用前請向專業醫師諮商，再決定是否要服用。

3 少喝酒，避免傷害腸道及降低解毒力

雖然情況已逐漸好轉，但韓國依然是一個「勸酒社會」。破壞腸道健康的原因很多，但確實有很多患者是因為頻繁的聚餐，導致腸道健康不佳才來就診。因此結束腸道修復計畫後，最好能不再飲酒。酒會破壞腸道健康，同時還會攻擊肝臟。肝和腸是可幫助彼此解毒的器官，無論何者被破壞，都會連帶傷害到另外一個器官。因此，若為了腸道健康著想，最好還是戒酒。

▼酒會殺死體內的益菌及壞菌，破壞平衡

喝酒之後，隔天經常會覺得肚子不舒服或是很脹，也常會有腸道不舒服的感覺，還會伴隨著腹瀉症狀。會有這些症狀的原因，就是因為酒精殺死了所有的腸

內細菌。腸內居住著無數的益菌及壞菌，我們無法完全消滅壞菌，即使有壞菌，但只要益菌的數量有壓倒性的優勢，腸道就能維持健康。可是酒雖然能殺死壞菌，卻也能同時殺死益菌。

問題就在於，雖然同時殺死益菌及壞菌，可是壞菌的繁殖速度比益菌快很多。跟酒一起下肚的下酒菜、肉、油膩的食物，對壞菌來說都是最好的食物。更何況，即使是在很糟的環境下，壞菌也能存活，生命力非常強韌。在相同的情況下，壞菌的繁殖速度比益菌快，如果腸內有壞菌喜歡的食物，其自然會占領腸道。

原本益菌的位置被壞菌取代之後，壞菌最先做的事情之一就是產生氣體，這也是為什麼喝完酒隔天總會覺得肚子脹脹的。不僅如此，壞菌占領腸道之後，還會使腸黏膜變鬆弛，導致免疫力下降，因此必須盡快幫助腸內細菌恢復平衡。如果想幫助腸內細菌恢復平衡，喝完酒隔天就應該更努力補充益菌，服用比平常多兩到三倍的益菌也是一個方法。

▼酒會帶走腸道內的營養，使身體疲勞

喝完酒隔天常會覺得身體很疲勞，也容易覺得累，很多人都以為「會累是因為肝」，但嚴格來說這句話只說對了一半。酒對人體來說是毒，當毒進到體內時，首先開始解毒的器官就是「肝臟」。腸道雖然會先阻止這些毒素穿透黏膜進入血液，但酒精的分子原本就很小，所以有時還是無法完全阻止毒素進入體內。

因此，肝臟就必須解毒，如果希望解毒系統可以正常運作，就會需要大量維生素、礦物質及輔酵素等。就算只喝少許酒，還是會消耗體內剩餘的大量維生素與礦物質，飲酒過量時更是。尤其是進行各種代謝作用時不可或缺的輔酵素，大部分是由維生素B所合成，因此也會消耗大量的維生素B。

維生素及礦物質雖然無法產生能量，但卻是幫助新陳代謝、強化免疫力的必要營養。一旦這些營養都被用來解酒時，喝酒後會覺得疲倦也是理所當然。所以喝完酒的隔天，所攝取的維生素及礦物質最好要比平日更多。

▼如果無法戒酒，請一個月喝一、兩次就好

喜歡喝酒的人當中，有很多人其實都不覺得自己常喝酒。如果告知他們想要恢復腸道健康，就應該少喝酒，通常會聽到這樣的回答：「我沒有很常喝酒，一星期喝兩、三次而已。」聽到這種回答真的讓人哭笑不得。有些人幾乎每天都喝酒，還是會反問：「只是喝一、兩杯燒酒而已，哪會有問題！」

就算每次都只喝少許酒，但常喝酒這件事就是不好，更不用說是一星期喝兩、三次了，喝太多還可能要花更多時間才能解酒。因此，如果你每兩、三天就會喝一次酒，就等於是在身體還沒完全解毒之前就又喝酒，這樣不僅會加重肝臟負擔，更會加速破壞腸道。因為酒而被破壞的腸內細菌生態都還沒恢復，酒又再一次殺光壞菌跟益菌，腸道自然會越來越疲憊。此外，就算每天只喝少許酒，其實也跟過度飲酒、大量飲酒一樣不好，因為即便只是少量，每天喝還是會讓腸道缺少休息時間。

建議在肝臟可負擔的範圍內喝酒即可。而每日的喝酒基準，即「三杯燒酒、三杯啤酒、兩杯洋酒（酒精濃度在三十度以下）」，不會對健康造成太大的危害。女性和老人的解毒能力較差，所以分量約為一般男性的一半。

但這個標準並不適用於腸道狀況不佳的人，因為腸道狀況已經不好，一杯燒酒對肝臟與腸道來說，都可能是帶來重擔的毒藥。更何況，一杯酒下肚之後，人很難靠理智來控制自己不要繼續喝。即使可以喝三杯酒，但要只喝三杯就不再繼續喝，實在不是件容易的事。在聚餐文化非常發達的韓國，要不喝酒幾乎不可能。所以最好是可以完全戒酒，但如果做不到，就應該減少為一個月喝一、兩次就好，**無論是燒酒還是啤酒，一次都不要喝超過一瓶**。此外，也應該要禁止吃飯時喝酒及獨自飲酒，這跟喝多少無關，因為這樣的行為很容易導致酒精中毒。

（編按：台灣的飲酒人口約占五成，雖然不若韓國嚴重，但聚餐、宴席上都會飲酒，且也有「敬酒文化」，因此本篇的內容也適用於台灣社會。）

4 規律飲食、勿過量，才能保護腸道

腸道健康跟飲食習慣有密切的關係，只要改善錯誤的飲食習慣，就能改善腸道環境。腸道修復計畫就是建立在「正確的飲食習慣」上。舉例來說，即使一天三餐只吃流質食物，也是以每天規律地吃三餐為前提，均衡攝取身體所需的營養，這是最重要的部分。

如果已經執行三週的腸道修復計畫，那應該已經養成正確的飲食習慣，這時如果腸道健康已稍微改善，很多人就會忘記過去的痛苦，又開始恢復不良的飲食習慣。這樣一來好不容易藉由計畫修復的腸道，很快又會再度被擊垮。千萬不要因為腸道恢復健康就放鬆警戒，至少一定要努力遵守以下的規則。

▼晚餐之後，至少要維持空腹十二小時

人體所有的器官都需要休息。即使是機器，連續二十小時不間斷地運轉，總有一天也會故障，人就更不用說了。適當的休息才能讓器官恢復精神，如實地扮演自己原本的角色。

腸道也是一樣。腸道並不只是消化、吸收的器官，更主掌免疫力，因此，我們必須給予腸道充分的休息時間，讓它能夠充電、恢復生氣。尤其是晚餐之後，至少要十二小時不再進食，維持空腹的狀態。為什麼一定要十二小時？這是有原因的。腸道不僅要消化食物，更需要負責解毒，但消化食物時，就只能專注在消化上，等到食物完全被消化之後，才會開始進行解毒工作。一般來說，晚餐後如果要完全消化體內的食物，會需要八小時。八小時過去之後，會需要花大約四小時解毒，所以十二小時是確保腸道可以完成消化、解毒過程的時間。

維持空腹十二小時並不容易，吃完晚餐後沒多久，又會感到嘴饞。如果這時

無法戰勝飢餓感而享用宵夜，腸道就沒有足夠的時間消化食物，別說是解毒，在食物完全消化之前就又要吃早餐了。如果想維持腸道健康，絕對不能吃宵夜。但是，喝水倒是無妨。**雖然晚上喝太多水，也可能會使腸道無法充分休息，但適當地喝水確實能夠幫助壓抑空腹的飢餓感**。除了水之外，請不吃任何需要咀嚼的食物。

早餐和午餐、午餐和晚餐之間，最好盡量不要吃點心，尤其含糖點心更是大忌。糖會使人更飢餓，進而使我們越吃越多，再加上糖本身就會加重腸道的負擔，也是壞菌喜歡的食物。

曾經有一位患者問我：「如果一天要空腹十二小時，能否隨意調整到自己覺得合適的時間？因為晚上不吃飯我真的受不了，我會在十二點前吃完宵夜，隔天不吃早餐，中午十二點之後再吃午餐，這樣不就可以維持十二小時空腹了？」

人的身體最好配合環境的時間走。有一些人因為工作的關係必須日夜顛倒，在這樣的情況下，即使睡覺的時間一樣長，健康還是會比作息正常的人差，腸道也是一樣。其實不只是腸道，人體的所有器官都是在晚上休息、早上醒來。早餐是用來喚醒器官的重要角色，**所以早餐最好不要跳過不吃，即使只吃簡單的流質食物亦可，器官才會完全清醒並正常運作**。

▼多咀嚼，慢慢吃

曾有調查結果指出，現代人的午餐時間不到十分鐘，早餐和晚餐沒有太大的改變。這也讓我們更深刻地感受到，現代人真的是忙碌到連一頓飯都沒辦法慢慢吃。吃飯吃得快這件事情變成習慣之後，很多人即使沒有事情要忙，也還是像被時間追趕一樣，轉眼間就吃完飯。

如果想要有健康的腸道，就應該先改善「吃飯吃太快」的習慣。吃飯吃很快的人有一個共通點，就是只嚼個幾次就把食物吞下肚了。如果隨便咀嚼後就將食物吞下肚，會讓腸胃要做的事情變多，腸胃必須花更多時間、更多力氣，來消化這些成塊的食物。

最重要的是，沒有被嚼碎的食物團塊，很可能會毒害器官。如果食物被分解成小到可以通過大腸壁的狀況，倒是無妨，但沒有完全消化的大塊食物殘渣，會被腸道認為是異物，並對其發動攻擊。在這個過程中，能夠溶解任何食物的酸性物質就會被釋放，進而破壞腸壁。

吃飯時應該要盡量細嚼慢嚥，不過在吃流質食物時，通常不需要咀嚼就可以把食物吞下去，但即使沒有食物可以咀嚼，也還是要盡量努力咀嚼。即使是喝水，也要如同進食一般，咀嚼後再吞下較好。

▼即使是好食物，也絕對不能過量

對腸道不好的食物，大多是含糖量高，或是速食、微波食品、高脂肪食品等。「麵粉」也是對腸道不好的食物之一。其實如果不會對麵粉過敏，食用倒是無妨。但市面上販售的麵粉，有些是進口產品，為了讓麵粉在運送過程中不要腐壞，會添加很多防腐劑。此外，為了讓麵粉看起來很乾淨，也會加漂白劑。所以即使不會對麵粉過敏，添加防腐劑與漂白劑的麵粉也絕對不是安全食品。

這樣的食物不僅會危害腸道健康，更會傷害人體。隨著人們越來越注重健康，大部分的人也都已經知道這些食物對身體並不好。但是，世界上不存在絕對不好跟絕對好的食物。碳水化合物和脂肪雖是壞菌的食物，能餵養癌細胞，卻也是身體不可或缺的營養，所以不需要堅決避開含有大量碳水化合物及脂肪的食物。重點在於「攝取量」，只要適量攝取就不容易有問題。

同樣地，無論食物本身對人體再好，過量攝取也會變成「毒」。就像膳食纖維雖然對腸道有益，一旦大量攝取，反而會有消化不良、腹部膨脹等副作用。

無論是基於什麼原因，吃太多都不好。所謂的「吃太多」，並不能以一日的總攝取量為標準。有些三餐不規律的人，一天會只吃一、兩餐，因此用餐時大部分會吃很多，這是為腸道帶來最大負擔的飲食習慣。比起在意吃了哪些食物，更重要的是遵守三餐規律、適量的原則，才能更輕鬆地守護腸道健康。

5 運動、睡眠、減壓，改善腸道的三要素

所有的器官都很敏感，尤其「腸道」更是如此。大家都有過壓力大時食欲不振、消化不良的經驗，對腸道健康不佳的人來說，一旦承受壓力，很快就會反映在腸道上。

腸道不僅對食物敏感，也對我們日常生活中的小小變化非常敏銳。所以不只是改變飲食習慣，也需一併調整使腸道疲憊的生活習慣。其中，也必須改善原本是好習慣，但因過度執行而對腸道造成危害的習慣。如此才能避免明明想努力維持腸道健康，結果卻弄巧成拙的狀況。

運動對健康有益是眾所皆知的事，想要恢復、維持腸道健康，運動也是不可或缺。像是走路、輕微的跑步、自行車等有氧運動，可以幫助血液循環，讓腸道獲得充分的營養並運動，不僅能促進消化、吸收，更可以使排泄順暢。

▼適當運動，一週三次最好

最近也有一些研究結果指出，運動會對腸內細菌帶來影響。美國伊利諾大學的研究團隊就以平時不運動的三十二名成人為臨床實驗的對象，三十二人中有十八人偏瘦，十四人則屬於肥胖體型。

研究團隊讓這些人每天做簡單且對心血管有益的運動三十分鐘至一小時，一週運動三次，持續六週（標準為儲備心率的六〇％）。

六週後採取他們的腸內細菌來檢驗，發現短鏈脂肪酸，尤其是丁酸鈉的濃度較運動前高了許多。短鏈脂肪酸（Short-Chain Fatty Acids）是水溶性膳食纖維、澱粉、碳水化合物發酵時的產物，在提升免疫力、維持健康上扮演重要的角色。短鏈脂肪酸中的丁酸鈉，更會被大腸黏膜細胞作為能量來源使用。

短鏈脂肪酸對腸道及身體健康有益，且大多是由普拉梭氏菌屬的腸內細菌所製造。這種細菌和乳桿菌、雙歧桿菌一樣，是代表性的益菌之一。而在腸道菌叢檢測結果中，也發現普拉梭氏菌的數量增加了。之後六週內則讓這些受試者不要運動，維持一樣的飲食，六週後再做一次檢查，結果發現短鏈脂肪酸再次減少，而製造這種脂肪酸的益菌也以同等比例下降。

這個實驗證實，運動有助增加腸內細菌的數量，但過度運動反而會危害腸道健康。運動可以消除壓力、抑制食欲，並促進身體分泌可幫助燃燒脂肪的腎上腺素；但運動過度則會使身體分泌壓力荷爾蒙，讓身心更疲倦。

由於精神、肉體的壓力是危害腸道健康的主因，所以即使是運動，也應該要適量。運動時間以一次三十分鐘，一週內三次最恰當。**運動強度也只要稍微流汗即可，流太多汗雖然可排出更多毒素及老廢物質，但運動過度反而會促進壓力荷爾蒙分泌，對身體更不好。**

走路等有氧運動，可以減緩肥胖、高血壓、糖尿病、高血脂等代謝症候群，也有助預防並治療心血管疾病。不僅能讓肺部及骨骼更強壯，也具有改善憂鬱症等精神疾病的效果。由於適量運動能對肉體、精神帶來正面的助益，因此在身體可承受的範圍內活動最好。

▼睡眠要充足，並在晚間十一時入睡

生病時，大家都會說要睡得好才能康復得快，小時候我們也經常聽到大人把這句話掛在嘴邊，從現代醫學的觀點來看，這句話是有根據的。身體有自癒的功能，會淘汰受損的細胞，製造健康的新細胞，避免細胞出現突變。這些過程，主要是在晚上睡覺時進行。

讓人產生睡意的荷爾蒙是「褪黑激素」。但最近也有研究指出，褪黑激素不僅跟睡眠有關，在活絡免疫細胞、預防癌症上也扮演重要的角色。根據研究結果顯示，褪黑激素可幫助身體製造免疫細胞之一的T細胞，以增強人體免疫力。所以必須好好睡覺，人體才能修復受損的腸黏膜，分布於腸黏膜的免疫細胞才能更活絡，以提升免疫力。

那一天應該睡多久呢？每個人都有些差異，但通常一天要睡七至八小時才足夠。充足的睡眠時間很重要，入睡的時間也是。通常褪黑激素最旺盛的時間是晚上十一點至兩點間，所以最好盡可能在晚上十一點就寢，才能藉由熟睡提升免疫力，加快修復受損的腸道。

若想熟睡，白天必須照到充足的陽光。曬太陽時，身體會分泌又稱幸福荷爾蒙的「血清素」，血清素是褪黑激素的原料。白天如果分泌大量的血清素，晚上分泌的褪黑激素也會增加，進而使我們能夠熟睡。陽光越強烈，身體就會製造越多血清素，所以天氣好時，建議一定要到戶外曬三十分鐘的太陽。而這些血清素也是由腸道所合成，因此改善腸道健康就能幫助熟睡，形成良性循環。

環境越黑，褪黑激素的分泌就越旺盛。最近因為燈光的關係，很多地方晚上仍是燈火通明，即使把家中的燈關了，外面閃爍的燈火仍使人難以入睡。但厚重的窗簾可以遮蔽大部分的光線，所以如果一直睡不好，建議可以試著使用睡眠眼罩，或是把臥室的光線調暗。

▼適當抒發壓力，勿累積

很多人壓力大時會消化不良，容易脹氣、肚子痛，這不是偶然，而是因為組成腸道的肌肉並非靠意志力動作的隨意肌，而是會自行動作的不隨意肌。由於是接受自律神經控制，所以對壓力非常敏感。當然，我們的身體無法不受壓力的影響。腸道因內含的神經細胞很多，又被稱為「第二大腦」，這些腸道內的神經細胞和腦部的神經細胞有緊密交流，所以對壓力更是敏感。

人體受到壓力後，自律神經之一的交感神經就會迅速反應。一旦交感神經活躍，就

腸道小知識

5 個幫助熟睡的方法

1. 白天曬太陽 30 分鐘，並搭配散步、簡單運動。
2. 臥室光線要盡量調暗，越暗褪黑激素分泌越多。
3. 盡可能在晚上十一點前就寢。
4. 睡覺前，不要使用智慧型手機或電腦。
5. 臥室的溫度不宜太熱，也不宜太冷。

會分泌屬於神經傳導物質的腎上腺素和去甲基腎上腺素。這兩種物質會順著血液流遍全身，刺激體內的器官與組織。感應到身體進入緊急狀態的器官與組織，就會開始準備以各自的方式來保護身體。在這個過程中，肌肉會變得緊繃僵硬，呼吸會加速，血壓和心跳的速度會上升，瞳孔則會擴大，腸道的運動也會減緩下降。腸黏膜也是肌肉，所以承受壓力時會變得緊繃，把能量集中在消除壓力，而非消化與吸收上。

站在腸道的立場來看，壓力等同於破壞腸道的「毒」。毒素侵入腸道，當然就要動員免疫細胞去清除毒素的來源，即壓力。壓力會使我們的身體短暫進入戒備狀態，以幫助維持生命健康。對壓力做出反應，是幫助狀態不要再惡化，並想辦法恢復原狀的自救手段。但如果是慢性壓力，身體就會陷入混亂。

大腦感受到壓力時就會分泌皮質醇，是荷爾蒙的一種，會使肝臟分泌葡萄糖，也會使組織分泌脂肪釋放到血液中，並抑制蛋白質吸收。雖然是在緊急狀態下，為了確保能量充足的措施，但若是長期持續這個狀態，會導致高血糖、高血脂，進而使肌肉變得脆弱，這也是腸黏膜變薄的原因。腸黏膜變薄，就表示毒素穿透腸道入侵身體的危險性升高，生病的可能性也會增加。

如上所述，壓力對腸道會帶來致命的影響。如果可以完全沒有壓力當然很好，但不幸的是，對現代人來說，壓力是無法擺脫的宿命，我們幾乎不可能過著沒有壓力的生活。既然無法避免，那承受壓力時，就應該要懂得及時紓發，別讓壓力不斷累積。

為了大幅減輕並適當抒發壓力，首先必須保持樂觀的心情。人的個性雖然是天生的，但只要努力，每個人都可以變得樂觀。最好的方法就是從使用樂觀的語言開始，讓自己說出樂觀的話，想法自然變得樂觀。清空複雜的思緒也有幫助，冥想是最適合清空雜念的方法，而冥想有很多不同的方式。各位只要從各種不同方法中，選擇最簡單、最有效果的來執行就好。

▼深呼吸、泡澡，也能減壓

深呼吸或是發呆，也能幫助消除壓力。怒不可遏時，只要慢慢深呼吸三次就有助於刺激副交感神經，安定心情。即使沒有壓力，偶爾也要發呆，什麼都別想。現代人真的想太多了，這些環環相扣的想法也會造成壓力，所以有空時不妨發呆，清空大腦，較不容易有壓力，更能幫助自己好好照顧健康。有信仰的人，也可以仰賴宗教的力量。心裡有很多想法、壓力很大時，禱告、禮拜、參禪，都有助於找回心靈的平靜。

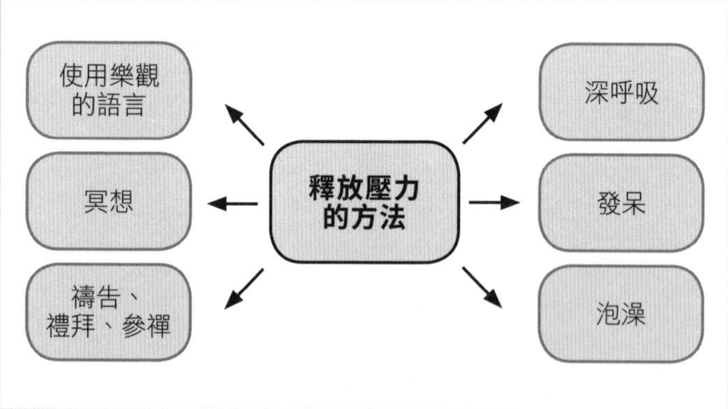

壓力大時，不妨透過上圖的方式來減壓。

泡澡也是有效的紓壓方法之一。**泡在三十八至四十度的溫水裡，可以促進血液循環，也能放鬆肌肉，讓身心都感到平靜**。全身泡在水裡時，血液循環反而比較不好，只泡下半身，讓上、下半身能夠平衡會更有效。此外，泡澡也不宜泡太久，大約十五至二十分鐘即可。

・後記・

腸道與心理，會相互影響

人體是由有機物質所組成，無法單獨從特定方面來維持健康。即使特定的部位出現生病的徵兆，也必須仔細檢查與其相關的部位是否有問題，才能根治並防止復發。也就是說，守護健康這件事必須從不同方面同時進行。

腸道健康之所以重要，就在於腸道問題不只會影響腸道，更會對身體造成全面的影響。腸道負責消化、吸收身體需要的養分，並將這些養分送到全身，更何況，免疫細胞也集中在腸道，腸道一旦不健康，免疫力就會變弱，進而導致包括自體免疫疾病在內的各種病症。

▼情緒不穩時，也會使腸胃不舒服

但是，也不能只照顧腸道健康。我們的身體比我們想像的更容易受到心理因素影響，雖然身體會影響心理，但心理其實也會對身體造成致命的影響。尤其腸胃受到自律神經的控制，當你內心感到焦慮或生病時，腸胃就會連帶受影響。敏感的人經常會消化不良、腹瀉等，絕對不是偶然。

我女兒就證明了心理問題會對健康造成極大影響的說法。我在懷孕時，很喜歡吃油膩的高熱量食物及微波食品，後遺症就出現在女兒身上。她有異位性皮膚炎，而我一直到很久以後才知道這件事。為了治療她的異位性皮膚炎，我用盡各種方法，從吃的、穿的，到居住環境都很用心，也因此她的病情改善不少，但就在我開設醫院後，情況又變嚴重了。

有一陣子我非常忙碌，經常深夜才回家，實在沒時間好好照顧她。她還是個需要媽媽悉心呵護的孩子，在想念忙碌的媽媽時，也承受了不小的壓力。每當我早上要到醫院上班時，只能把吵著要我陪她玩的孩子拋在腦後，這對我來說很痛苦，但對孩子來說更是難以承受的壓力。

身體由有機物質組成，與心理更是彼此緊密結合。身心都生病時，接受醫師的協助固然重要，但終究還是要靠自己。因為醫師雖然能告訴我們該怎麼做才能恢復健康，但實踐還是在於當事人。不過，自顧自地照顧健康，其實也很危險，因為一個人時很容易看不清事情的全貌，應該要接受醫師的協助，了解整體的狀況，掌握問題的根源，以安全的方法來守護健康。

衷心希望這本書能夠幫助各位守護身心，也希望每個人都能健康地生活。

國家圖書館出版品預行編目資料

斷食3天，讓好菌增加的護腸救命全書：專業腸胃醫師的
「3步驟排毒法」，7天有感，3週見效，找回你的腸道免疫力！/
李松珠著．陳品芳譯．初版．新北市．聯經．2020年3月．288面．14.8×21公分
（健康力）
ISBN 978-957-08-5484-8（平裝）

1.斷食療法 2.腸道病毒 3.健康法

418.918 109001617

健康力
斷食3天，讓好菌增加的護腸救命全書：專業腸胃醫師的「3步驟排毒法」，7天有感，3週見效，找回你的腸道免疫力！

2020年3月初版　　定價：新臺幣350元

著　　者	李松珠
譯　　者	陳品芳
叢書主編	陳永芬
校　　對	陳佩伶
封面設計	張天薪
內文排版	林婕瀅

出版者	聯經出版事業股份有限公司
地址	新北市汐止區大同路一段369號1樓
編輯部地址	新北市汐止區大同路一段369號1樓
叢書主編電話	(02)86925588轉5306
台北聯經書房	台北市新生南路三段94號
電話	(02)23620308
台中分公司	台中市北區崇德路一段198號
暨門市電話	(04)22312023
台中電子信箱	e-mail：linking2@ms42.hinet.net
郵政劃撥帳戶第0100559-3號	
郵撥電話	(02)23620308
印刷者	文聯彩色製版印刷有限公司
總經銷	聯合發行股份有限公司
發行所	新北市新店區寶橋路235巷6弄6號2樓
電話	(02)29178022

副總編輯	陳逸華
總經理	陳芝宇
社長	羅國俊
發行人	林載爵

行政院新聞局出版事業登記證局版臺業字第0130號

本書如有缺頁，破損，倒裝請寄回台北聯經書房更換。　ISBN 978-957-08-5484-8 (平裝)
聯經網址： www.linkingbooks.com.tw
電子信箱：linking@udngroup.com